[illegible]

歯は人生を左右する

歯科医療の誤りを正す

文化科学高等研究院出版局

知の新書
008

歯科医師が語る歯の真実

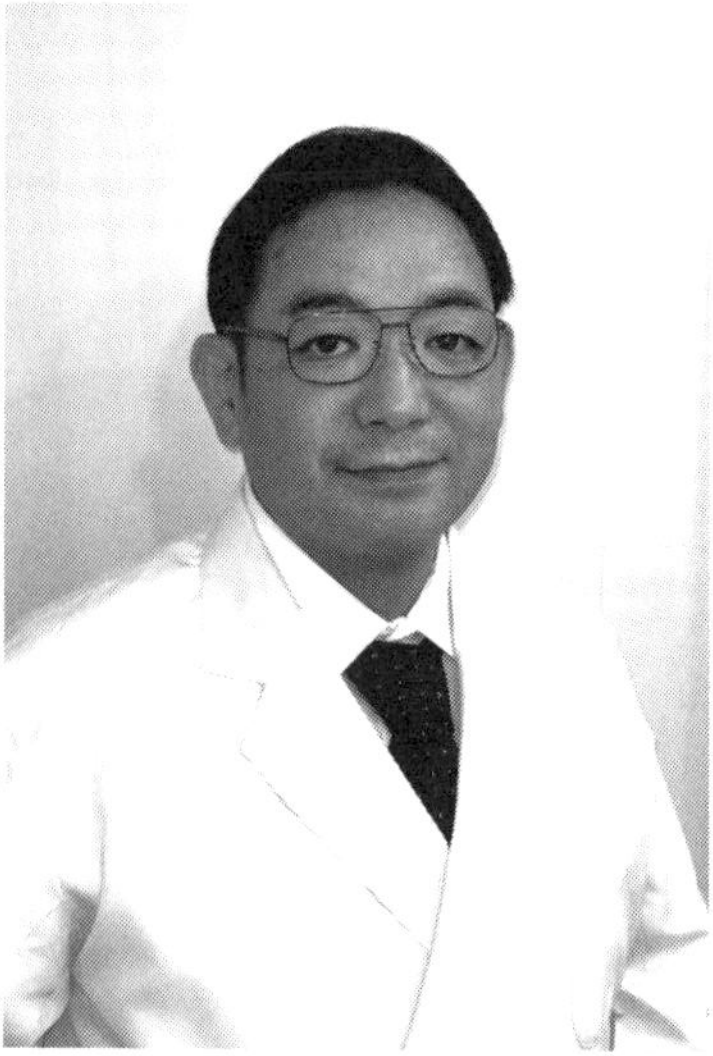

坂井秀夫（さかい ひでお）

(1965年～)

坂井歯科医院院長。歯学博士。

東京医科歯科大学歯科総合診断学大学院修了。東京医科歯科大学第二解剖学教室・助手を経て、坂井歯科医院開業。医療法人社団秀和会設立、理事長就任、現在に至る。

歯は人生を左右する

歯科医療の誤りを正す

目次

歯の人生

1章 歯科医療の実際

歯が痛い！

歯医者にいって
歯がどんどん悪くなり
一本もなくなる?!

歯科保険治療のサイクル

（25歳の成人のケース）

【虫歯から抜歯まで（20〜30歳代）】


朝起きたら歯が痛い。

鏡で奥歯を見たら黒くなっている。

「痛いけど我慢できるから今度の休みに歯医者に行こう」

三日ぐらいしたら痛みが治まりました。

「痛くないから治ったのかな」

「とりあえず歯医者はまだ行かなくていいや」

一ヵ月後。また歯が痛くなってきた。今度こそ歯医者に行こう。

休みに歯医者に行きました。

虫歯から抜歯まで (20～30歳代)

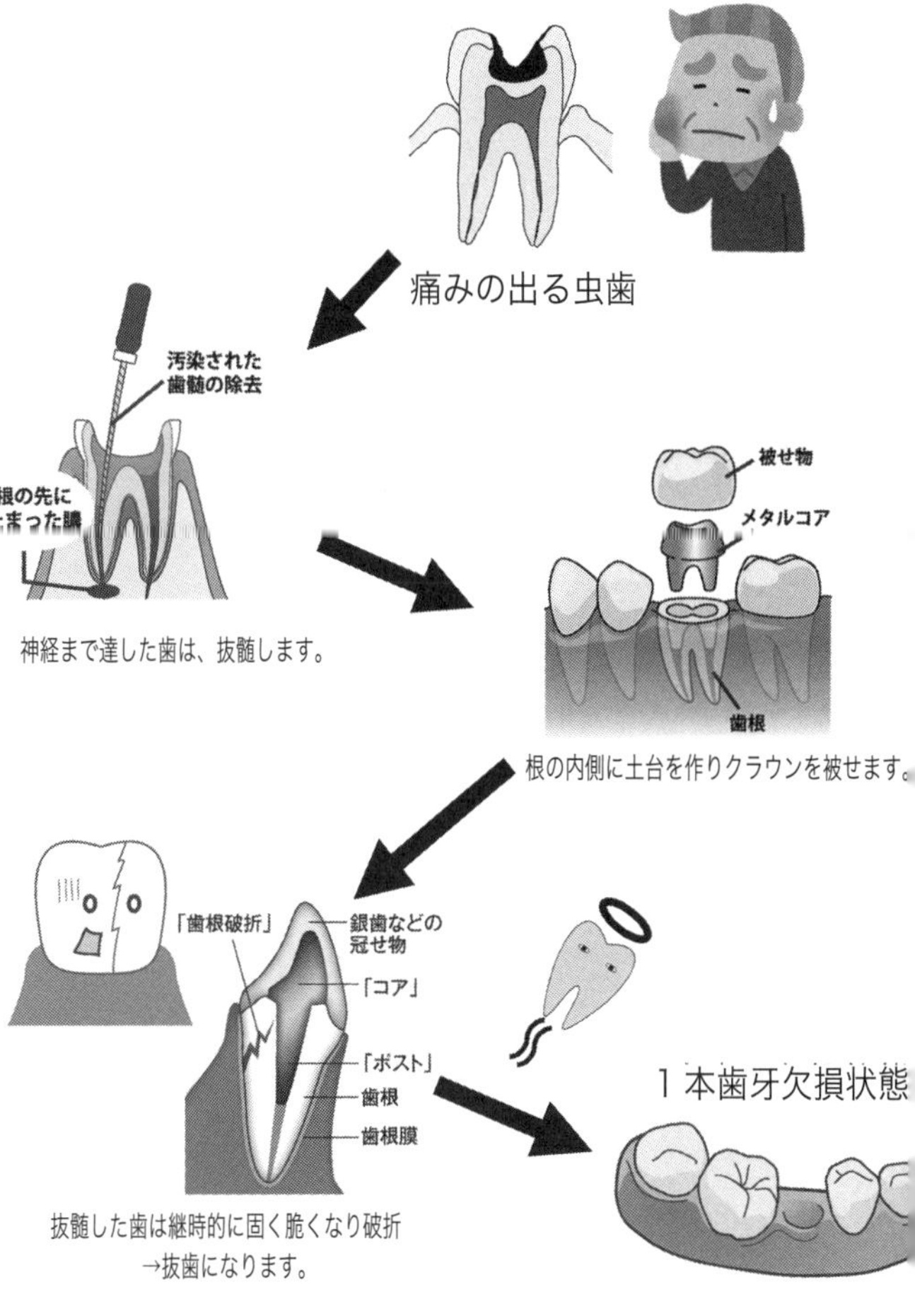

歯医者さんから
「虫歯ですね。神経まで達しています。今日は**神経を取りましょう**」

麻酔をかけて、タービンで歯を削って、薬を詰めました。

三回目ぐらいに歯医者さんから
「歯根の治療が終りました。今度は**かぶせ物**の治療しましょう」

歯を削って土台が入りました。

次に金属のかぶせものになりました。

治療が終了しました。

○歯冠修復のサイクル○

5年後。　【ブリッジから部分入れ歯まで（30～40歳代）】
また痛くなってきました。
三日位で収まりました。

ブリッジから部分入れ歯まで（30～40歳代）

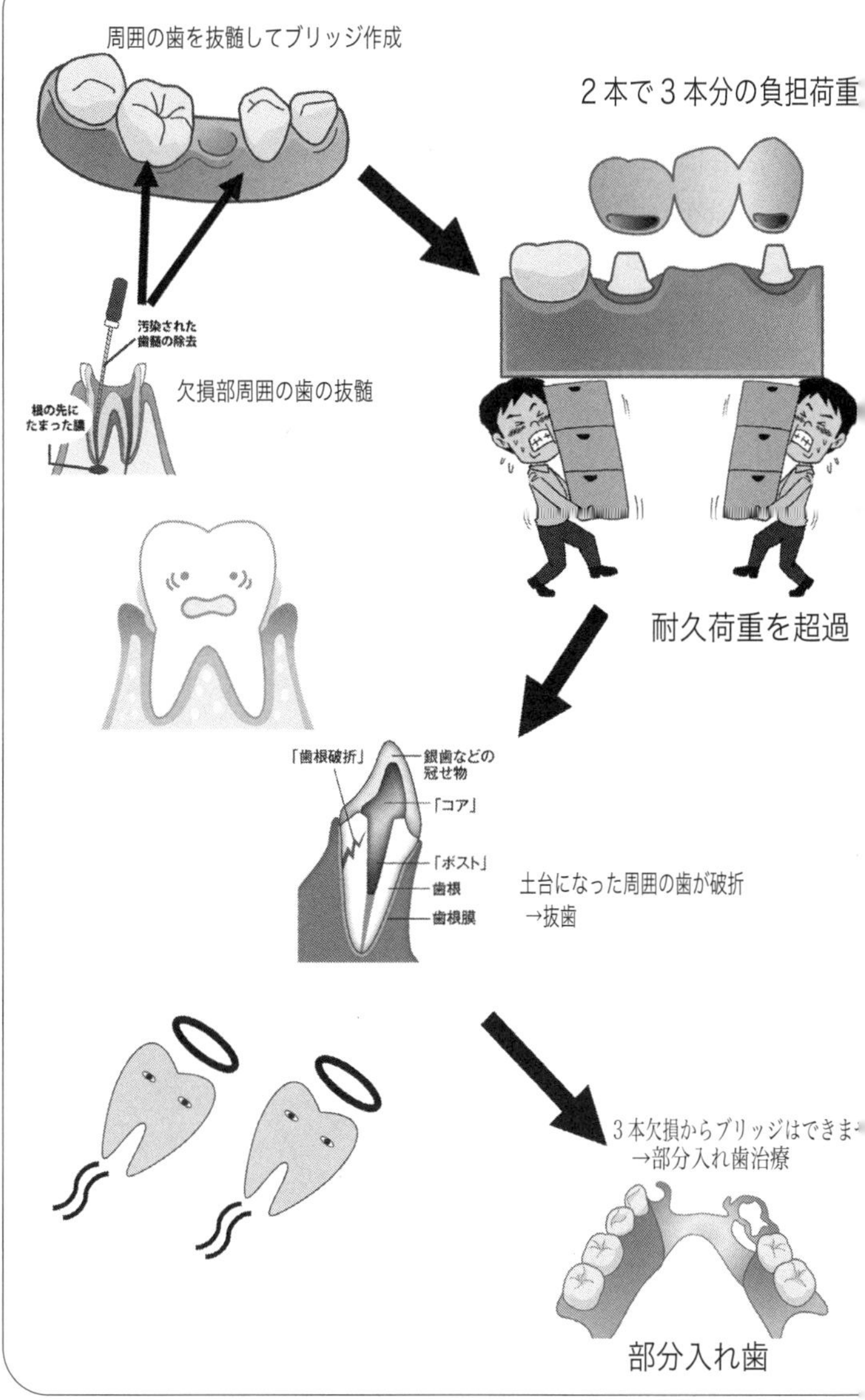

そんなのが 月二回程度で半年位続きました。
また痛くなったので今度も痛みがおさまると思っていましたが、
しばらくして激痛になりました。
さすがに歯医者に行きました。
歯医者さんから
「歯根の先に大きな病巣ができています。歯根の治療を再開しましょう」
週に一回、薬の交換をして 膿が少しですが収まらず二ヶ月経ちました。
激痛はなくなりましたが、食事の時何か当たると痛みを感じました。
いつものように歯医者に薬の交換に行くと
「歯根に亀裂が入っています。
そこからばい菌が入って膿が取れなかったのだと思います」
「歯に亀裂が入っている場合は抜くしかないです」
【保存不可能な歯】
結局抜歯になりました。
抜歯になった後、歯医者さんから

保存不可能な歯

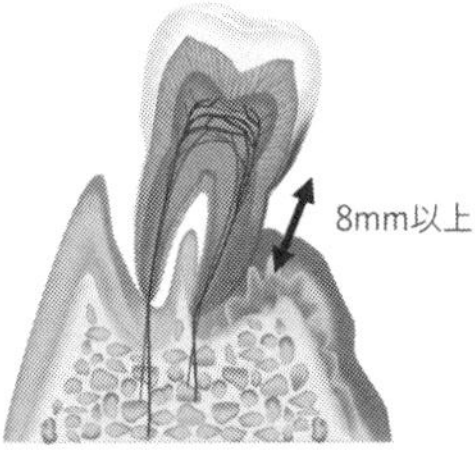

歯周ポケットが
8mm 以上のもの

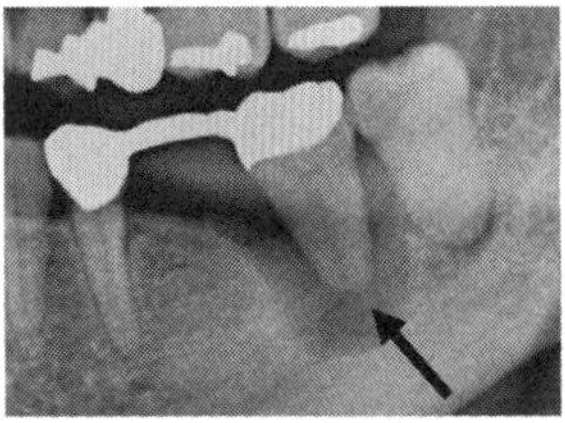

根の先に大きな
病巣があるもの

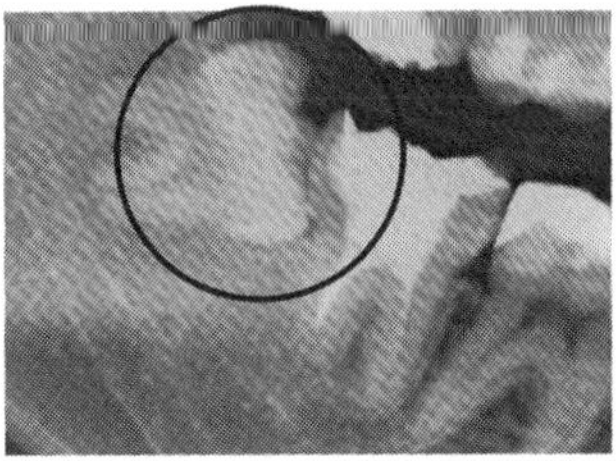

横に生えた親不知

歯冠崩壊が著しいもの

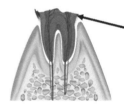

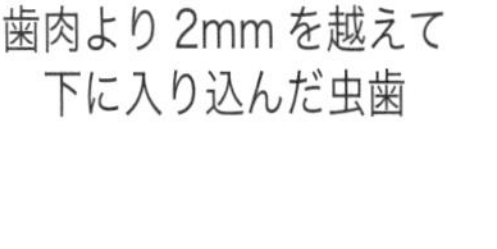

歯肉より 2mm を越えて
下に入り込んだ虫歯

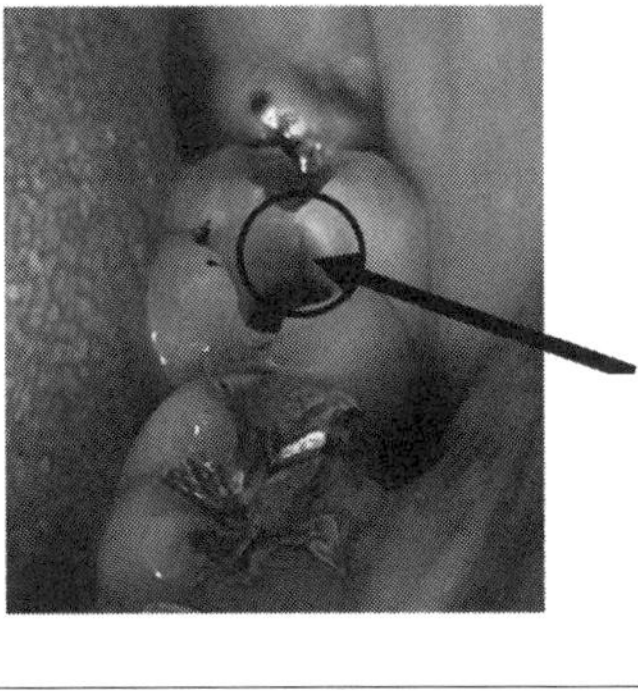

割れてしまった歯
(写真は破壊咬合力による破折)

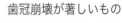

「保険治療で大丈夫ですか」と聞かれました。
「はい大丈夫です」
保険治療で 入れ歯という方法もありましたが、
取り外しが煩わしかったのでブリッジにすることになりました。
保険治療でブリッジにする際、欠損した周囲の歯の神経を取ります。
周囲の歯は虫歯でも何でもありませんでした。
エナメル質を土台形状に削り、中心に穴を開けそこから神経を取りました。
五回通って周囲の歯を土台にしてブリッジを入れました。

10年後。
食事でブリッジの歯を使うと時々痛みがありました。
やはり3日ぐらいすると痛みが治まるので、
特に病院にはいかずそのままにしておきました。

8年後。

食事でブリッジを使うと
　毎回痛みを感じました。
歯医者に行くことにしました。
歯医者さんから
「ブリッジの支台の歯が歯周病です。
周囲の歯槽骨が吸収されてます」
治療は衛生士さんによる歯石除去でした。
その後、数ヶ月に一度、
歯医者に行ってクリーニングを受けました。
痛みは出たり、でなかったりと
　その状態で数年過ごしました。

【歯冠修復のリイクル】

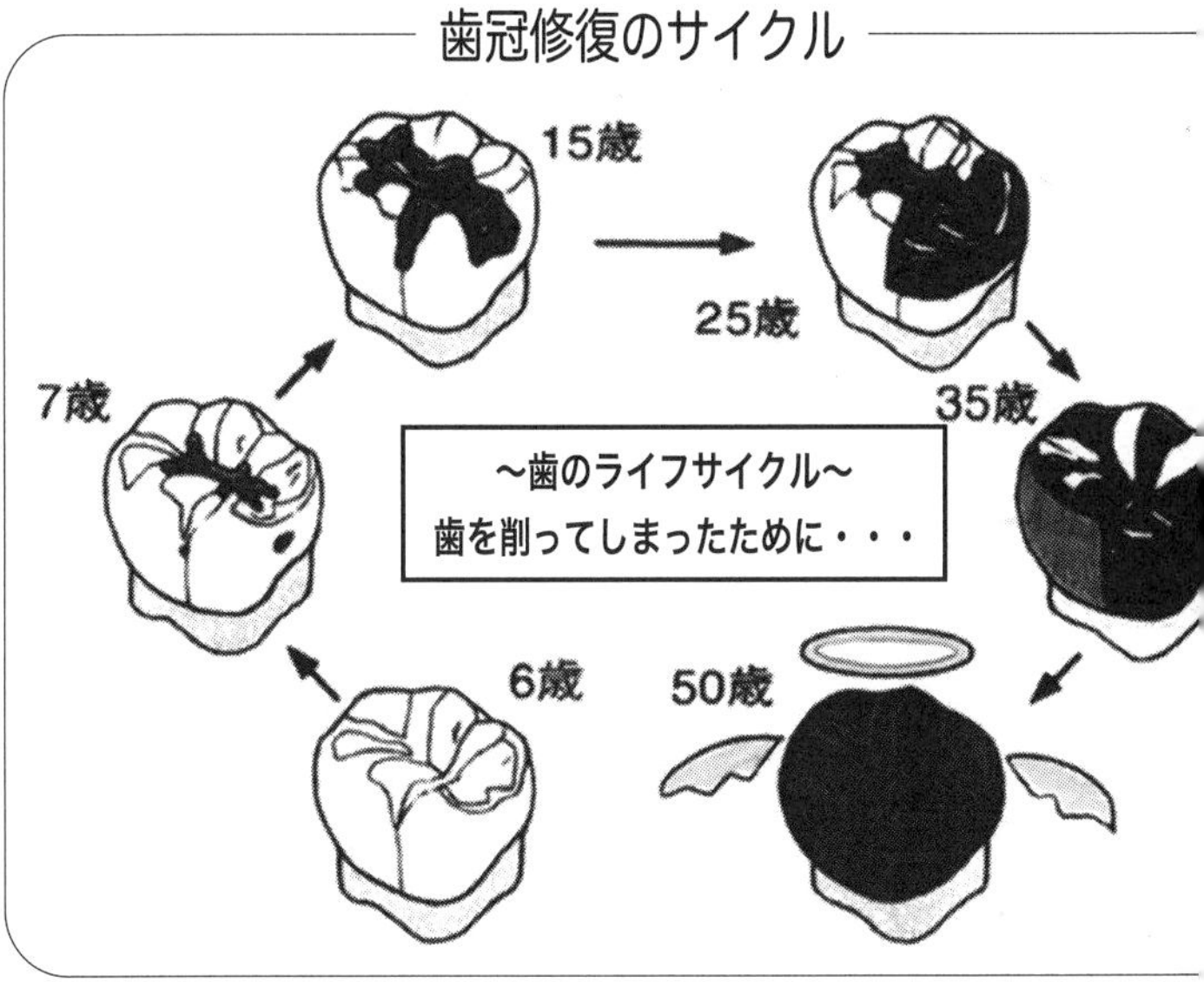

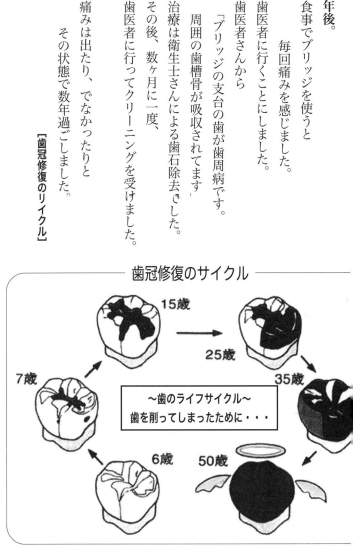

～歯のライフサイクル～
歯を削ってしまったために・・・

部分入れ歯から総入れ歯まで（40～60歳代）

部分入れ歯

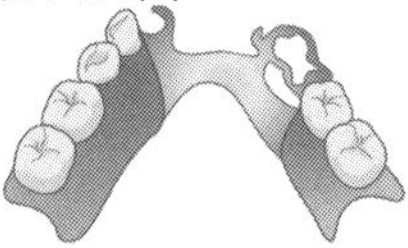

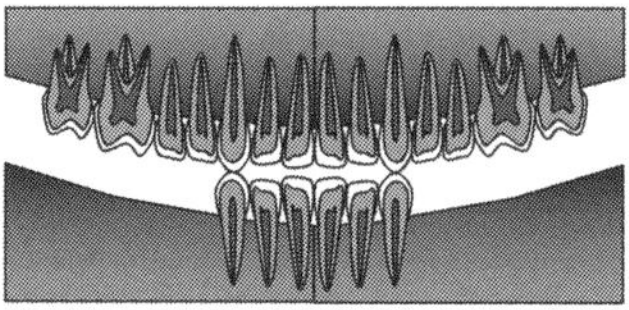

部分入れ歯を入れた場合
1. 残存歯を固定源にします。
　継時的に負担を受けることにより動揺→抜歯。
2. 入れ歯で食べるより、残存歯で噛むことがほとんど。
　残存歯は、本来の数倍の咬合荷重を受け動揺→抜歯。
3. 数ヶ月毎に抜歯→入れ歯作成。
　その度に歯数は減少します。

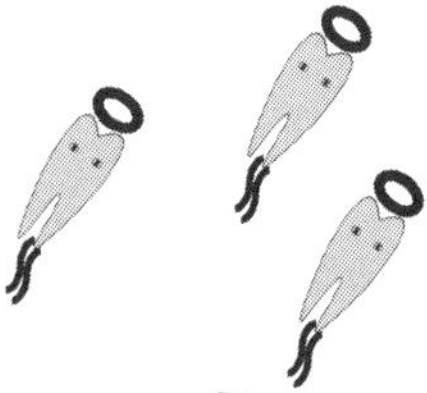

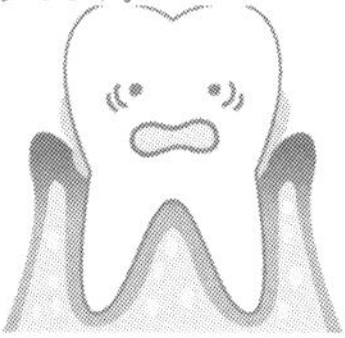

※保険治療で歯牙減少を防ぐ方法は？
1. 残存歯に負担をかけないように注意する。
2. 硬い食材は食べない。
3. 義歯安定剤を必ず使用する。

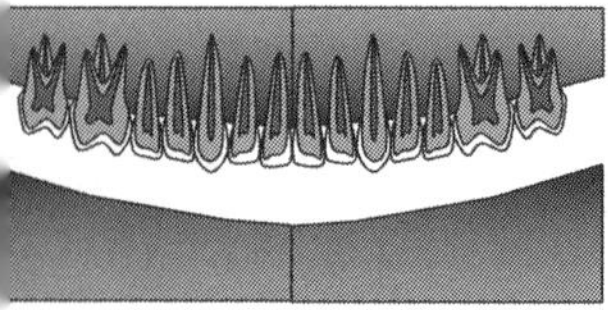

最後の１本がなくなって総入れ歯になります。

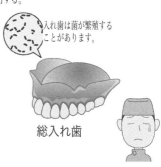

入れ歯は菌が繁殖する
ことがあります。

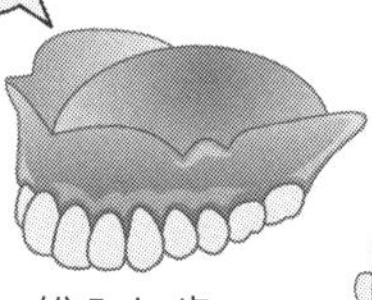

総入れ歯

【部分入れ歯から総入れ歯まで（40〜60歳代）】

15年後。

やはりブリッジに痛みを感じました。

自分の指で動かしてみると左右に一ミリ位動きました。

歯医者に行くと

「このブリッジは歯周病で骨吸収しています。もう抜くしかないです」

ブリッジが全部抜歯になりました。

歯医者さんに「またブリッジを入れられますか」と聞きました。

歯医者さんから

「このぐらい欠損部が大きくなると入れ歯しかないです」

取り外しは煩わしかったので入れ歯は嫌だったのですが、

保険治療ということで、これしか方法がないと説明を受けました。

40歳で部分入れ歯になりました。

20年後。

入れ歯では噛み辛かったので、反対側の自分の歯で噛んでいました。

以前と同じように時々痛みを感じましたが、

それでも数日で収まるのでそのままにしておきました。

数ヶ月に一回、歯医者にクリーニングにも行っていました。

ある時、入れ歯のフックをかけていた歯に痛みが出ました。

これまで歯は毎日磨いていていました。

それでも歯の痛みが出ました。

歯医者に行くと

「入れ歯を留めていた歯の歯周病が進んでいます」

「骨吸収が重症ですので歯を抜きましょう」

40歳にして少し大きめの部分入れ歯になりました。

25年後。

入れ歯の反対側の自分の奥歯で食事をしてきましたが、ある時激痛になりました。

歯医者に行くと
「奥歯の歯周病が進んでいます」

「骨吸収が重症です。この歯も抜きましょう」


45歳にして両方の奥歯の部分入れ歯になりました。


30年後。

やはり入れ歯で噛むのは煩わしかったので、細い手前の歯で噛んでいました。

ある時、よく噛んでいる歯が痛くなりました。

歯医者に行くとやはり抜歯になりました。

35年後。

数年に一回痛みが出て抜歯。
そのたびに部分入れ歯を作り直しました。

そして歯が一本もなくなりました。
そして総入れ歯になりました。

歯がなくなった!

今まで入れ歯で噛み辛かったので、残っている自分の歯で噛んでいました。
全部入れ歯で噛むことになりました。
食べ物をかみしめると歯肉に痛みを感じました。
噛むと痛いので飲み込みました。
昔のように何でも食べられるわけではありません。
柔らかい食べ物だけで過ごすようにしました。

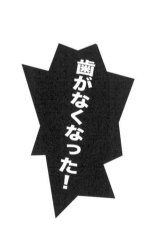

そこから数年の間、噛んでも痛くない入れ歯を作れる歯医者を探しました。
入れ歯を作る技術は歯医者ごとに違っていて、
ある程度噛める入れ歯から全くかめない入れ歯まで
いろいろなところがありました。

でもある程度噛める入れ歯であっても
昔のように何でも噛める事はありませんでした。

【骨吸収とは】

ここで歯科医師の言う骨吸収とは歯槽骨がなくなった状態を言います。
しかし実際は、歯槽骨が破壊されてなくなっています。
本書では、この後では、「骨破壊」という表現をします。

歯の痛み
歯の病を
知ろう！

❷章

痛みが出たら手遅れ

普段の生活の中で食事をします。
歯は食事の度に咀嚼に使われています。
食事の後歯磨きをしますが、歯の状態まで気にしてる人は少ないです。
痛くもないのに歯医者に行こうと思う人は少ないです。
ほとんどの人は、痛みや違和感を感じてから歯医者を考えます。

歯の違和感は、
温度で感じる冷温痛、温熱痛。
そして噛むたびに感じる咀嚼痛があります。
それぞれ痛みの原因が異なっています。
しかしながら一般の人は歯の痛みとして歯科医院に行きます。
まず温度で感じる痛みですが、これは歯の神経で感じている痛みです。
歯の神経は基本的にどんな感覚でも痛みに感じます。

歯の基本構造

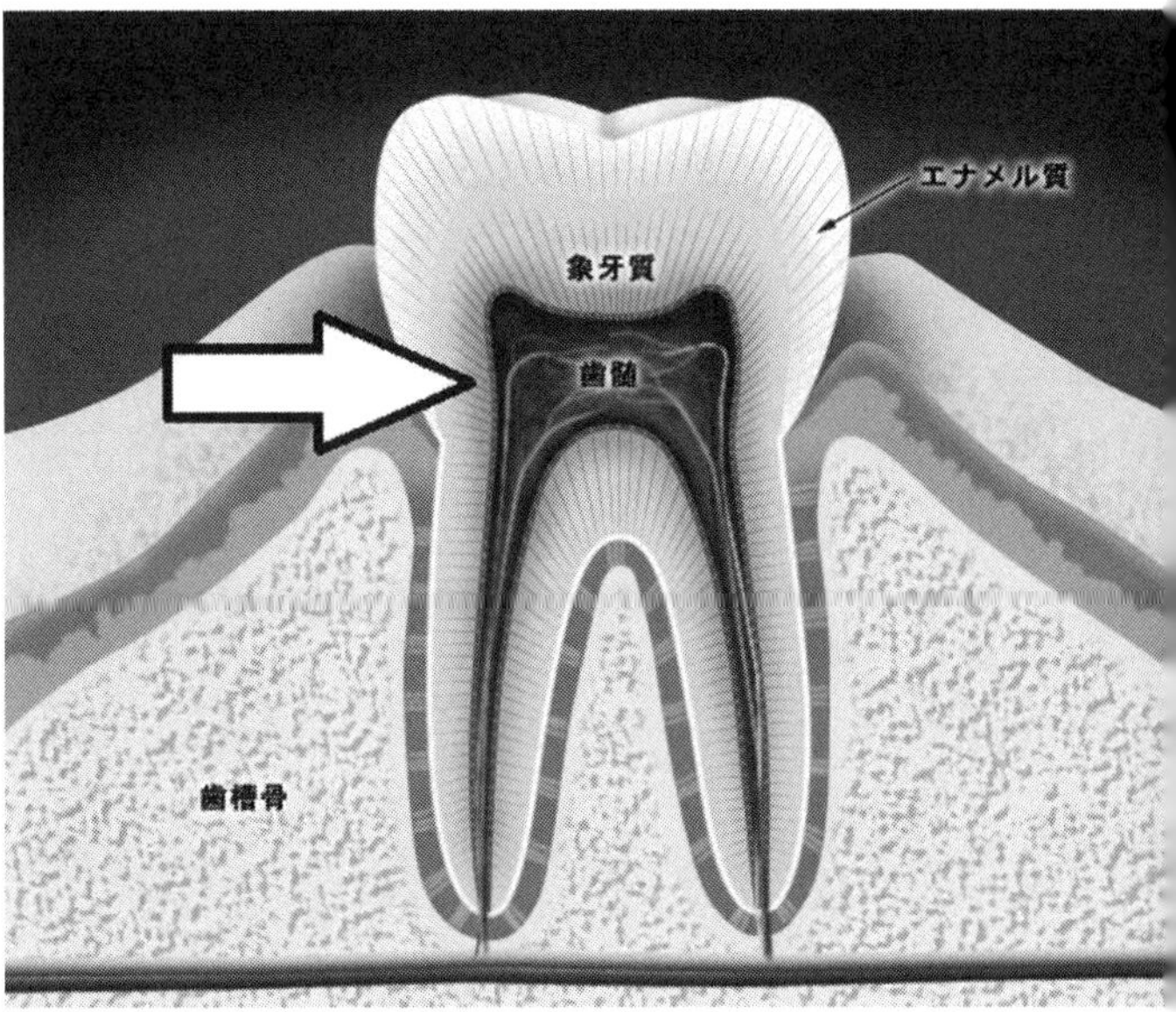

●歯は歯肉から出ている歯冠部(エナメル質で覆われている部分)とそれ以外の歯根部(象牙質)。
そして根を支えている歯槽骨部に大別されれます。
歯の中心には歯髄が存在します。

●エナメル質 歯の外表部を覆うリン酸カルシウムの鉱物
●象牙質 エナメル質の内装で歯髄を覆うリン酸カルシウムの鉱物。
この層では温度感覚などの神経知覚が伝わります。
●歯髄 一般的には神経と言われていますが、それ以外、動静脈、組織液、象牙質を再生する細胞等が存在します。

(1) 最初に冷たいものを口に含んだときに起こる冷温痛です。

アイスクリームや、冷たいジュースを飲んだときに感じる痛みのことです。
この冷温痛**【浅い虫歯】**は
　比較的浅い虫歯や歯質（エナメル質、象牙質）の欠損から引き起こされます。
欠損部位から感じる痛みの温度が神経に直接触れていないときに生じます。

次に温かいものを口に入れたときに感じる温熱痛ですが、
　虫歯や歯質の欠損が神経まで達している時に生じます。

　基本的に初期段階では冷温痛、
進行した段階では温熱痛**【神経手前の虫歯】**になります。
それぞれ治療方法が異なります。
初期段階では痛みの鎮静の治療が主体となって行われます。

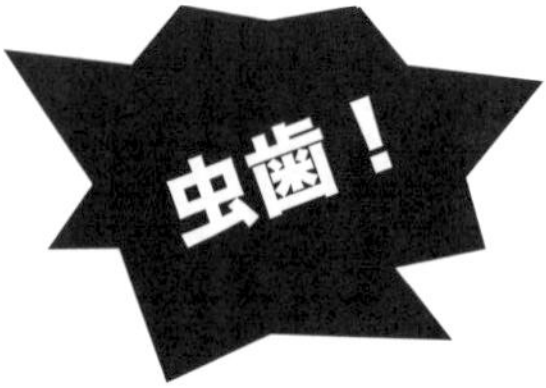

浅い虫歯

エナメル質まで達したとき
冷たいものがしみてきます。

初期の虫歯は、歯の表面が
白っぽくなります。

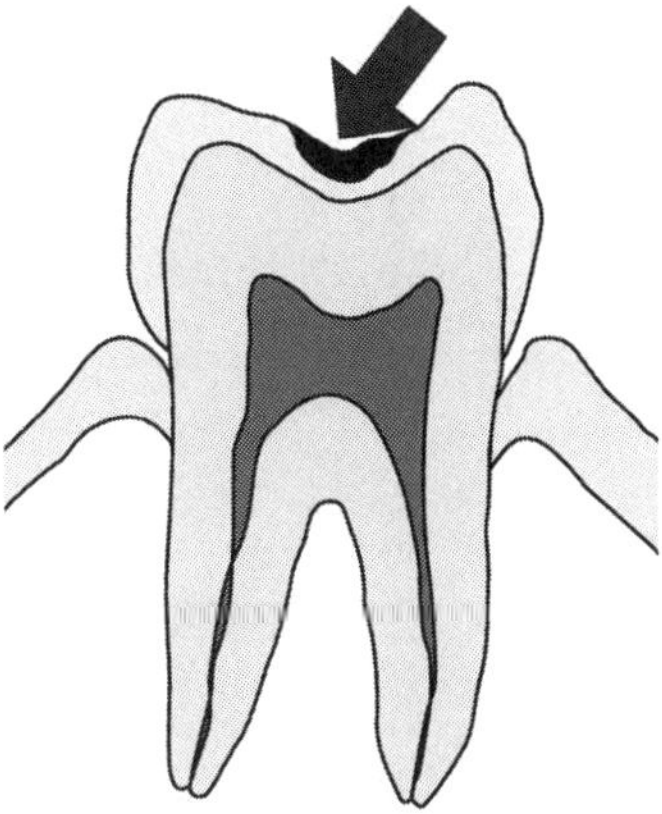

神経手前の虫歯

※この時点での治療は、
神経を取る必要性があります。

象牙質まで達したとき
冷たいもの熱いもの
がしみてきます。

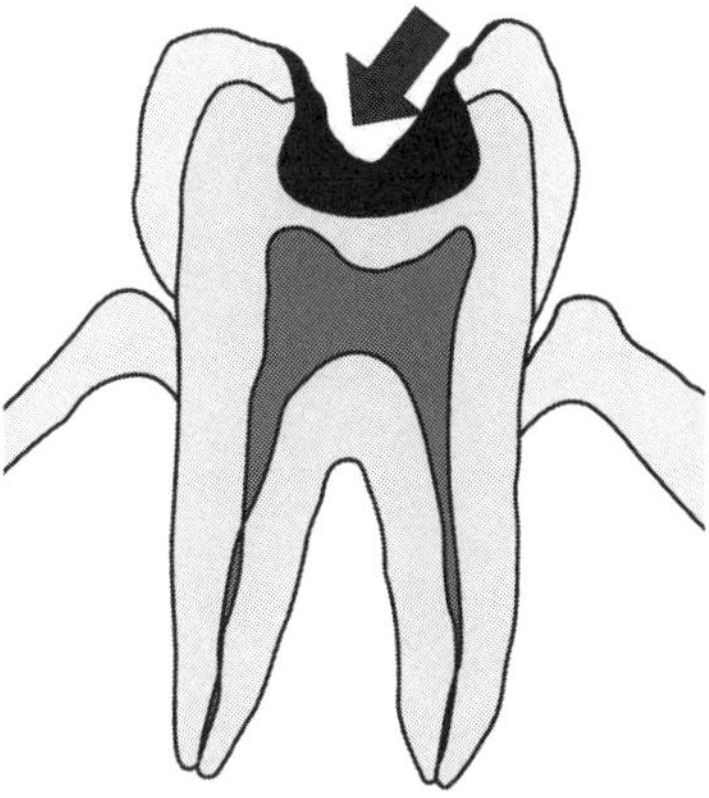

歯の表面にコーティングをして回復を目指します。
しかしながら人によっては回復率や痛みに対しての感覚が違っています。
状況によっては神経除去の抜髄になります。

次に温熱痛の治療ですが、
露出した神経を覆う治療方法（覆髄《ふくずい》）があります。
この方法で数日のうちに痛みがおさまってくれれば神経を抜く事はありません。

しかしながら一般的な歯科医院では、第一選択として抜髄が行われています。
これは覆髄の治療の成否が、患者さん自身の回復率に委ねられるためです。
この治療の場合、帰宅後に痛みを感じることがあります。
治療を受けたのに痛みが緩和してない時に歯医者に不信感を持つことがあります。
これは一般では抜髄が、歯の寿命を下げることが周知されていないためです。

それに対して患者さんが帰宅した後、痛みを感じないのが抜髄治療です。
帰宅後痛みが治まった時、歯科医師に対しての信頼度が上がります。
そのために多くの症例で
歯髄を保存するよりも抜髄が優先で行われていることがあります。

次に虫歯が神経まで達してしまった場合 **【神経に達した虫歯】**、
ズキズキする拍動性の自発痛になります。
この場合では第一選択の治療として抜髄が行われています。 **【抜髄治療1】**
この抜髄治療は虫歯の菌で汚染された歯の内部組織を
リーマーやファイルという細いヤスリで削りとります。

しかし神経を取った歯は、十年程度で抜歯になることが多くあります。
なぜなら抜髄をした歯は、もともと清掃(プラークコントロール)の悪かった部位で、
非常に虫歯になりやすいところだからです。

神経に達した虫歯

神経まで達したとき
熱いものがしみてきます。

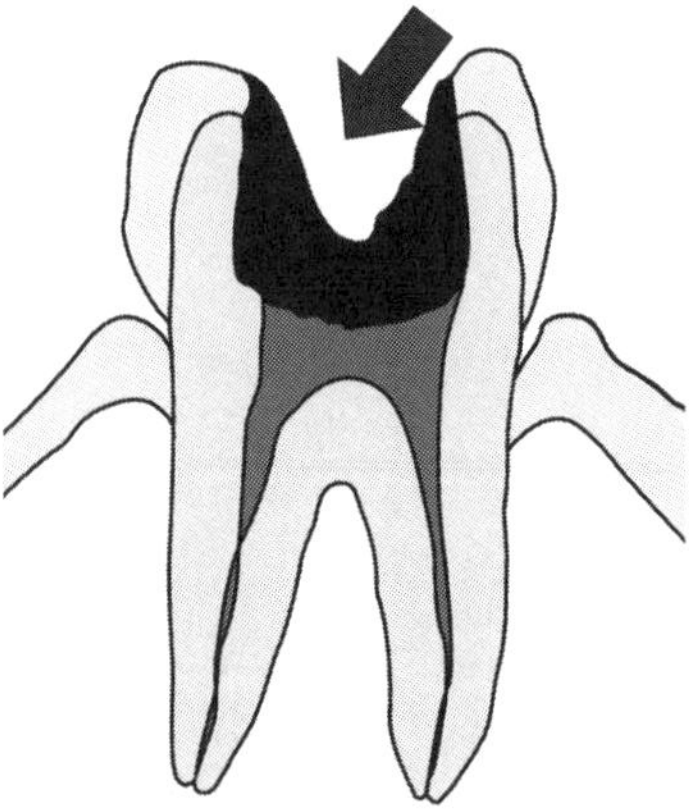

※ここまでくると麻酔が効きづらく痛みが引くまで数時間かかります。

• この時点での治療は、根管治療することになります。

③

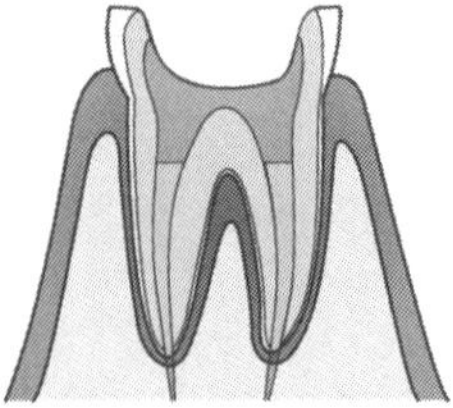

④

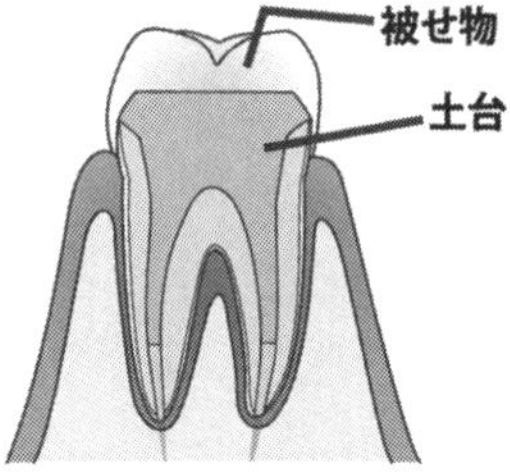

歯冠崩壊した歯

歯冠部が崩壊したとき
痛みは出たり治まったりする。

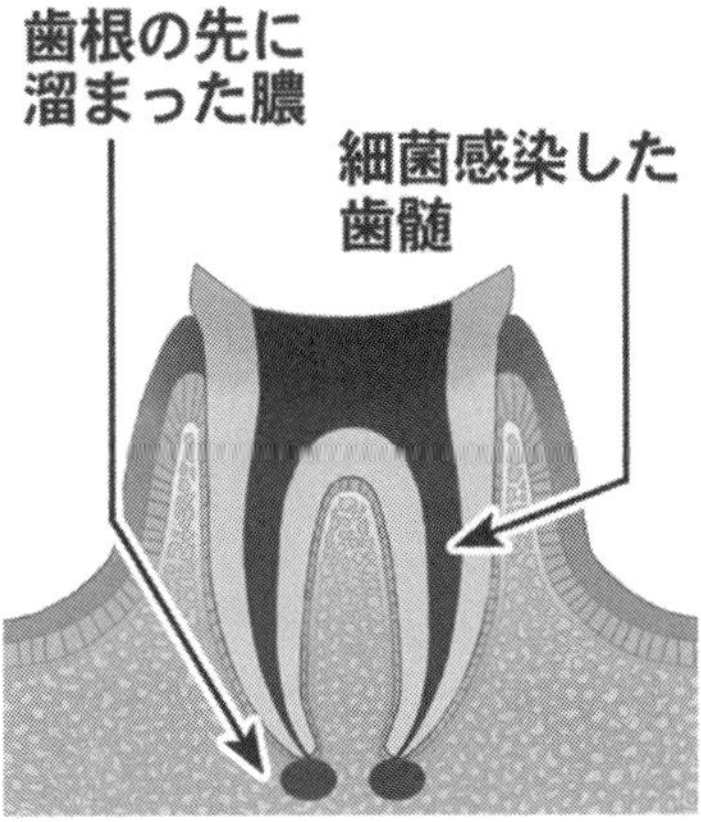

- ここまでくると亀裂や破折により保存不可能になります。

抜髄治療1

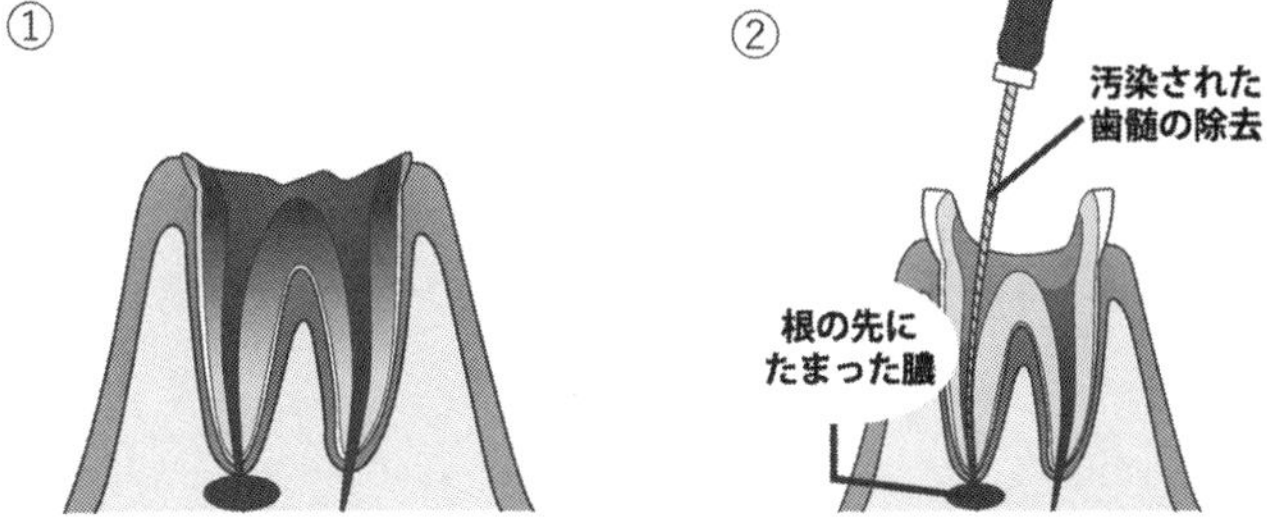

そればかりか歯の抜髄は、歯の強度を下げます。

また抜髄後、

歯の内部の血流や組織液の循環がなくなることにより、

歯質が経時的に固く脆くなっていきます。

最後は亀裂や破折を起こして抜歯になります。

誰も歯の神経を取ったことが

十年後の歯の喪失につながっているとは思っていません。

しかし

現実的には神経を取った後、

歯がなくなるカウントダウンが始まったと言うことです。

歯周病の歯肉

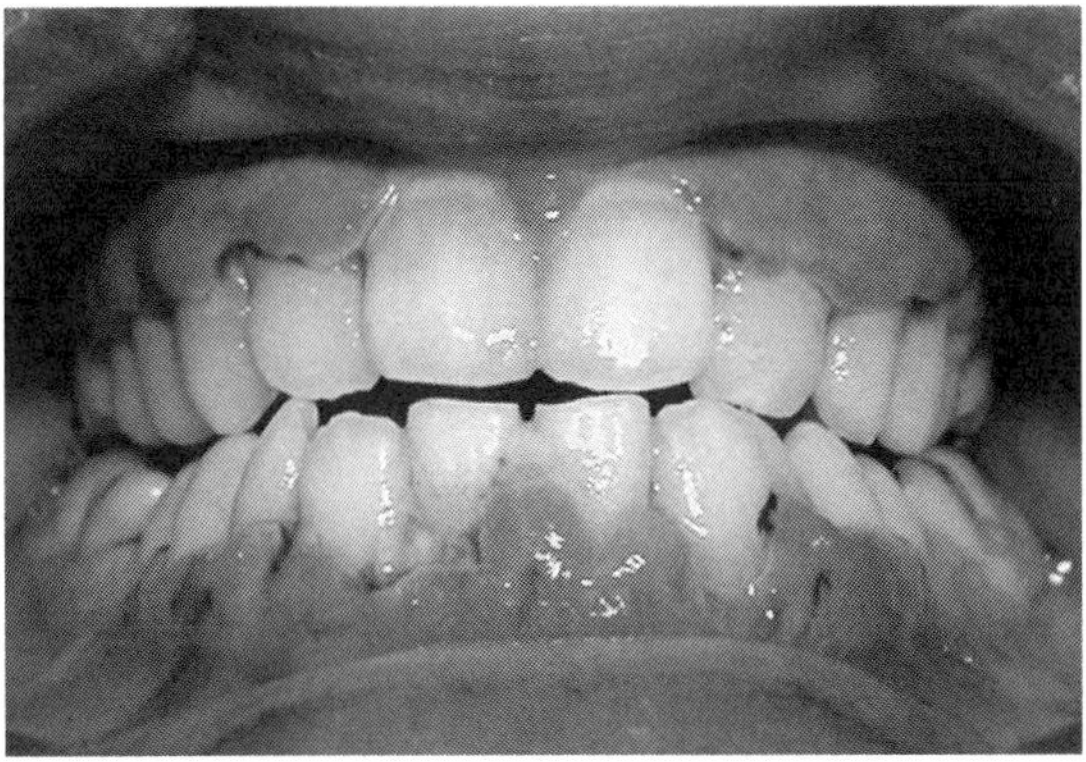

(2) 次に咬合痛ですが、これは基本的に歯周病です。

【歯周病の歯肉】

歯周病は端を支えている歯槽骨が
　破壊（骨吸収）されていく病態です。

【歯周病の重症度】

歯周病の進行度は
　歯冠部エナメル質歯肉側を歯頸部といい、
そこから歯槽骨の長さを計測します。

その長さが長ければ長いほど
　歯槽骨破壊が進んでいることを表しています。

歯周病の重症度

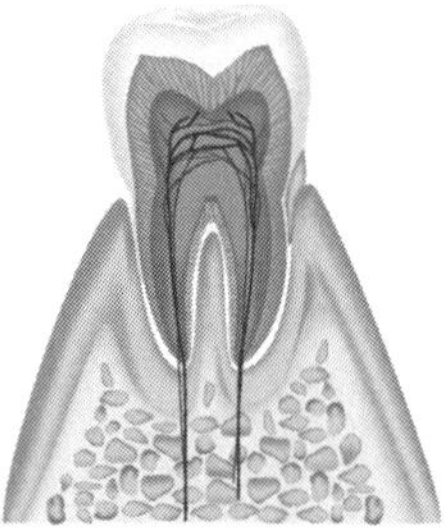

歯周ポケット 3 ～ 4 mm

- 歯槽膿漏の初期段階です。
- この段階では、痛み無く進行します。
- ブラッシング指導、
  クリーニング等のメンテナンスで健康を維持できます。

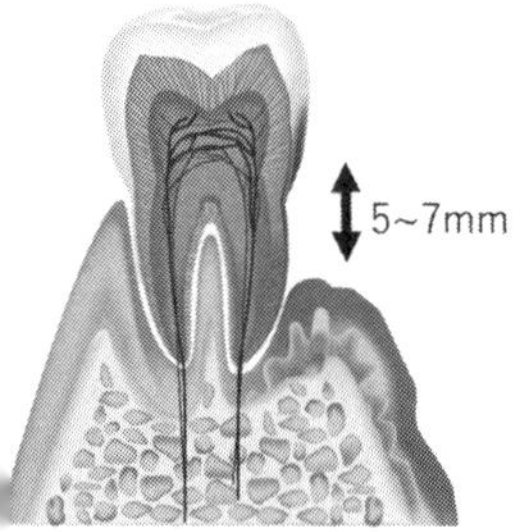

歯周ポケット 5 ～ 7 mm

- 歯槽膿漏の中期段階です。
- 痛みは時々でて来ます。
- 歯の耐久力は５０%以下になります。
- 綿密な治療が必要となります。
- 固いものを噛んだりすると脱臼して抜歯になります。
- 治療期間は数年の長期になります。

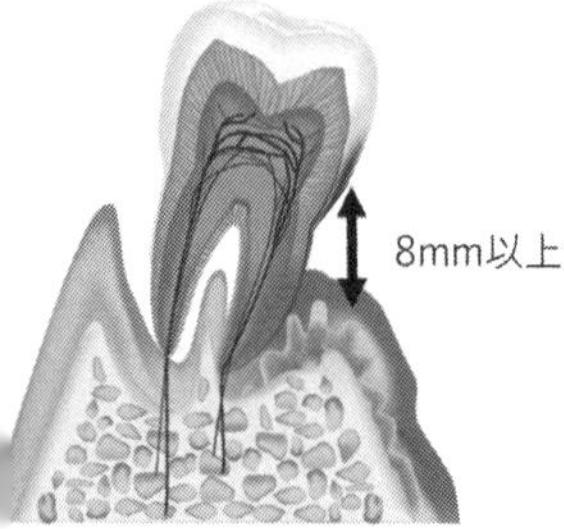

歯周ポケット 8 mm 以上

- 歯槽膿漏の末期段階です。　・痛みを伴います。
- 歯の耐久力は１０%以下になります。
- 治療は抜歯が第一選択になります。
- 抜歯後、隣の歯が悪くなる前に
  万全な補綴処置が必要不可欠になります。

歯周病の骨状態

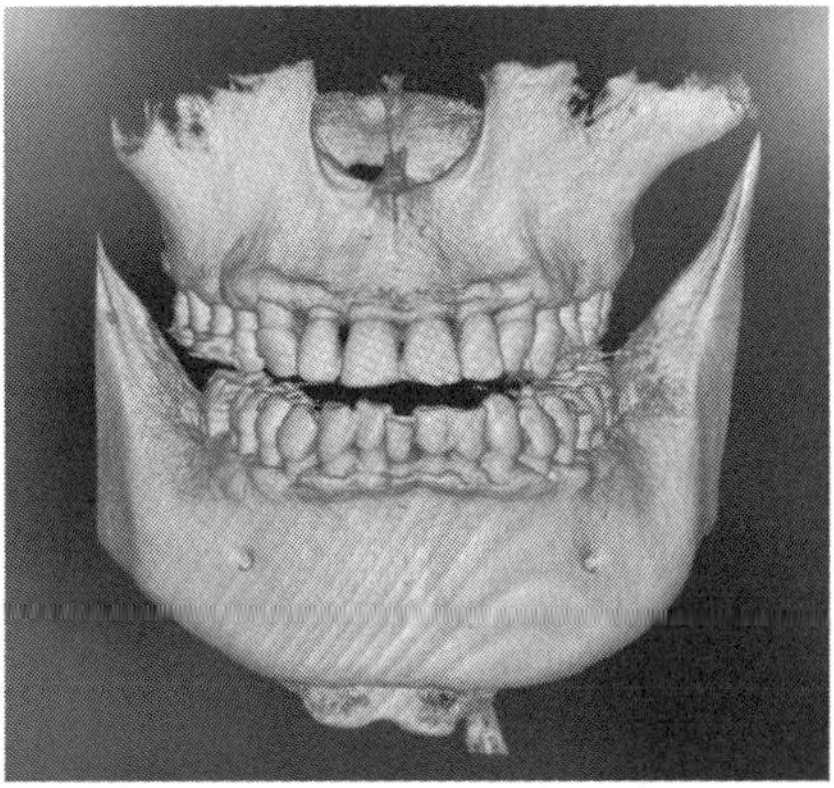

歯槽骨の CT 画像

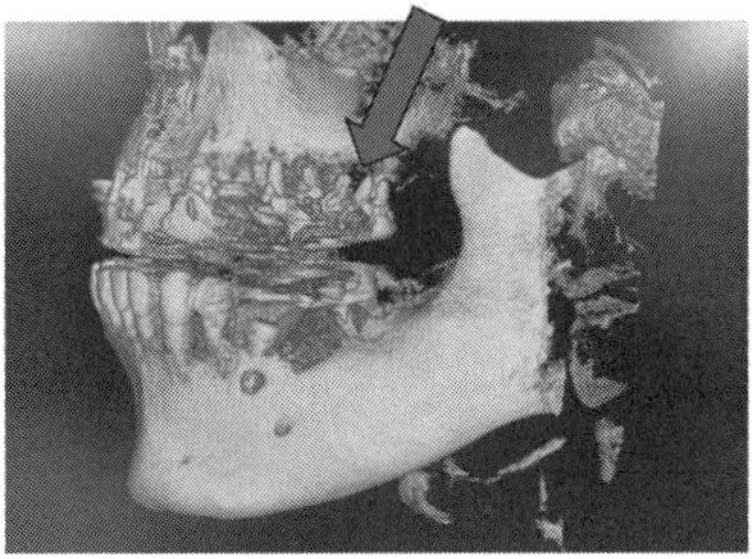

歯周病の歯槽骨

歯根の周囲に歯槽骨はない

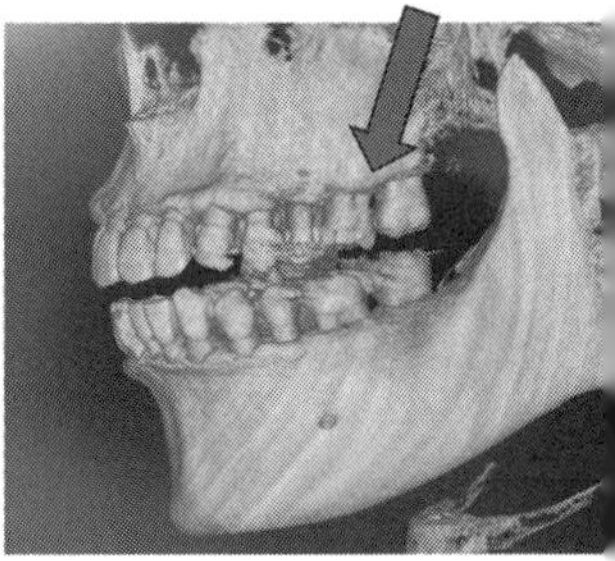

健康な歯槽骨

歯根は歯槽骨に覆われている

歯周病の原因

・歯石と歯垢。
・歯の部分的過高による部分的過剰咬合圧
・歯ぎしりや食いしばりなどの破壊咬合力。
・欠損部位の補綴治療の耐荷重力不足。
・歯の亀裂や破裂。

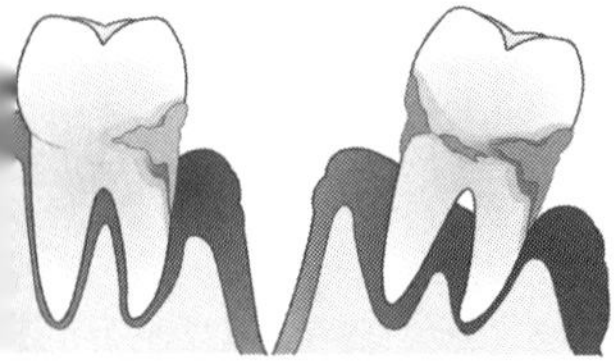

歯石と歯垢

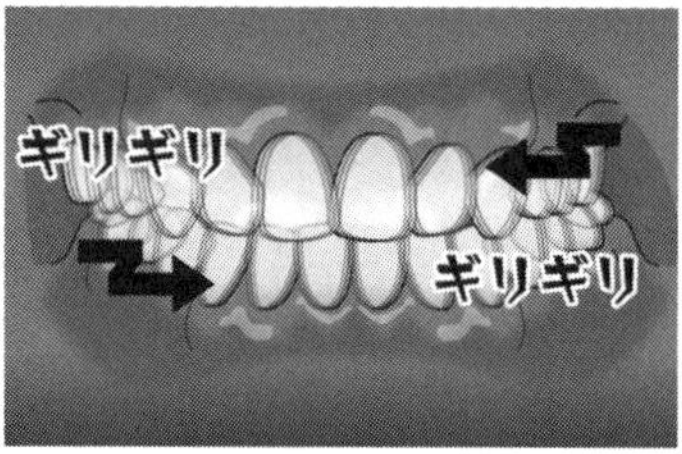

破壊咬合力

歯の亀裂
破折を誘発

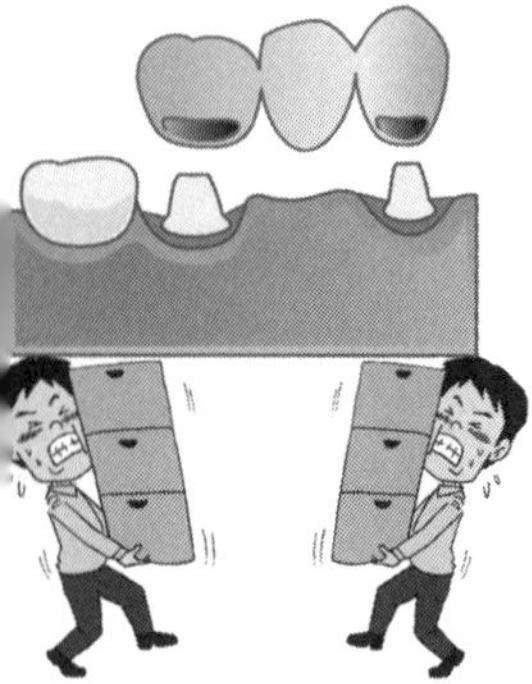

2本の歯で3本分
の過剰な荷重負担

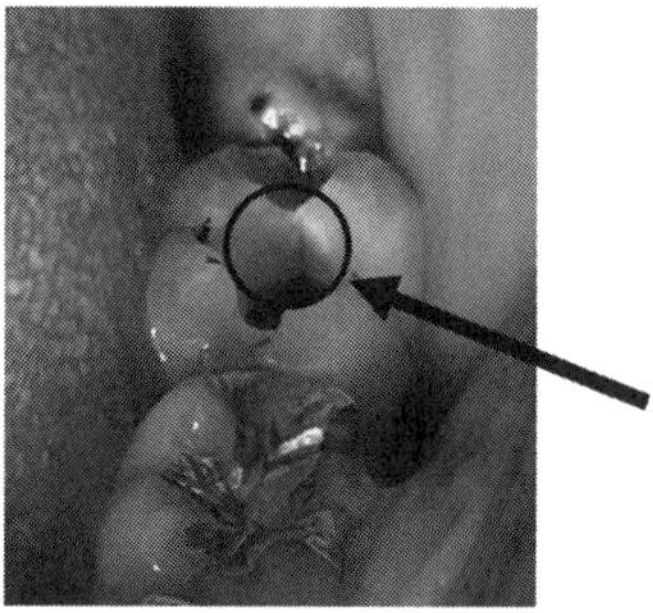

破壊咬合力で割れた後、
亀裂を伝って雑菌が侵入し
骨破壊を誘発する。

歯槽骨（歯の根を支えている歯周組織）の破壊度が大きくなると
咬合圧に耐えられなくなり痛みが生じます。

【歯周病の骨状態】

この歯周病の予防としてテレビなどの報道では、
日々の歯ブラシと歯周病予防の歯磨き粉を勧めています。
しかしながらこれだけでは歯周病を予防することができません。
なぜなら歯周病の原因は歯垢や歯石以外に様々な原因があるからです。
歯周病の原因を以下に述べます。

【歯周病の原因】

歯周病の原因

- 歯石と歯垢。
- 歯の部分的過高による部分的過剰咬合圧
- 歯ぎしりや食いしばりなどの破壊咬合力。 **【破壊咬合力】**
- 欠損部位の補綴治療の耐荷重力不足。 **【骨破壊】**
- 歯の亀裂や破裂。

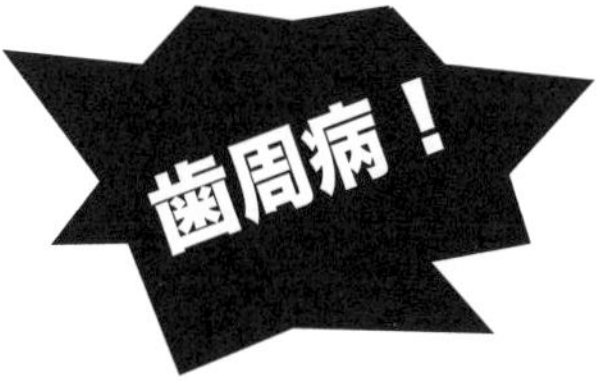

破壊咬合力

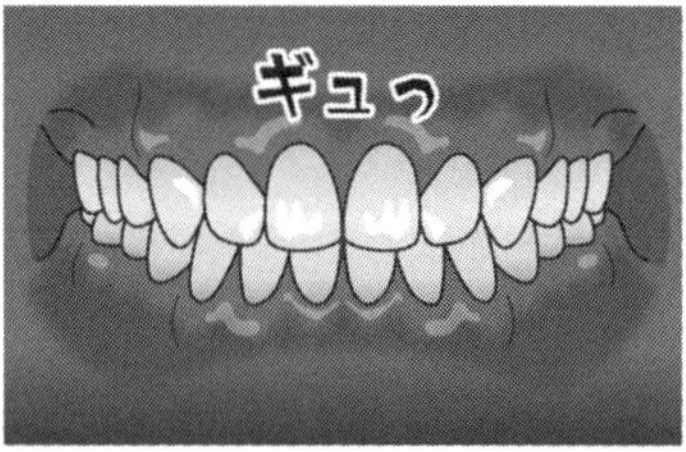

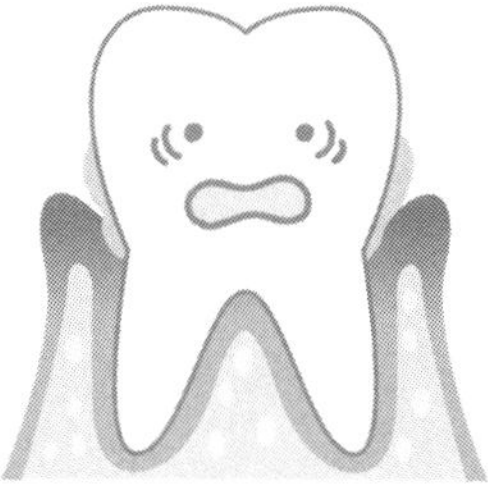

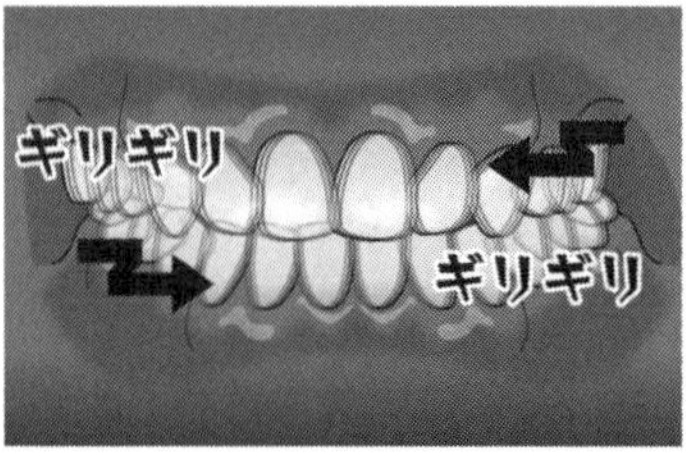

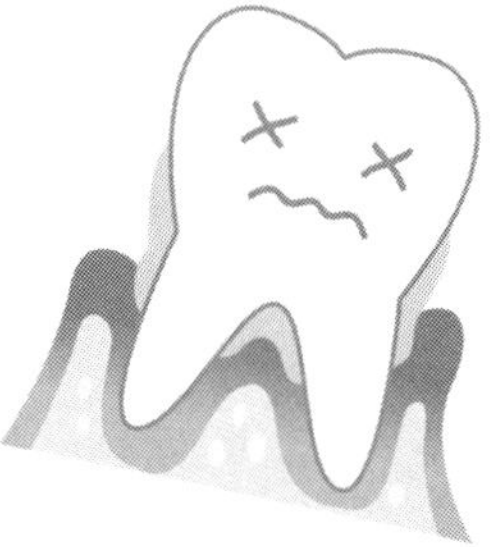

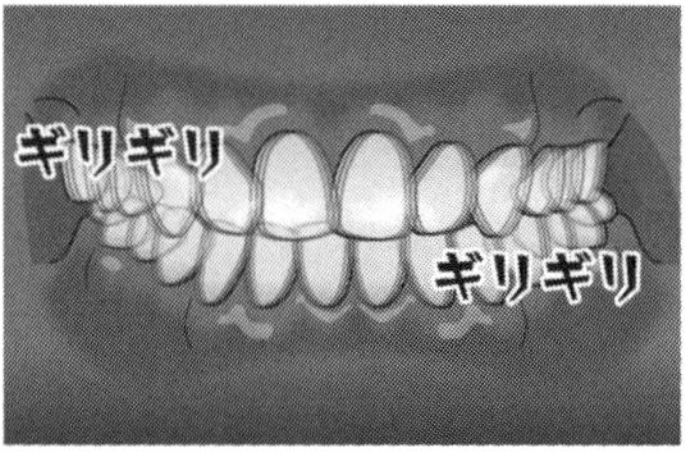

【破壊咬合力】

強い食いしばりや歯軋りは、歯が割れたり亀裂が入った り、
そればかりか歯が傾いたりします。
歯周組織の骨破壊を起こしたりします。

咬耗

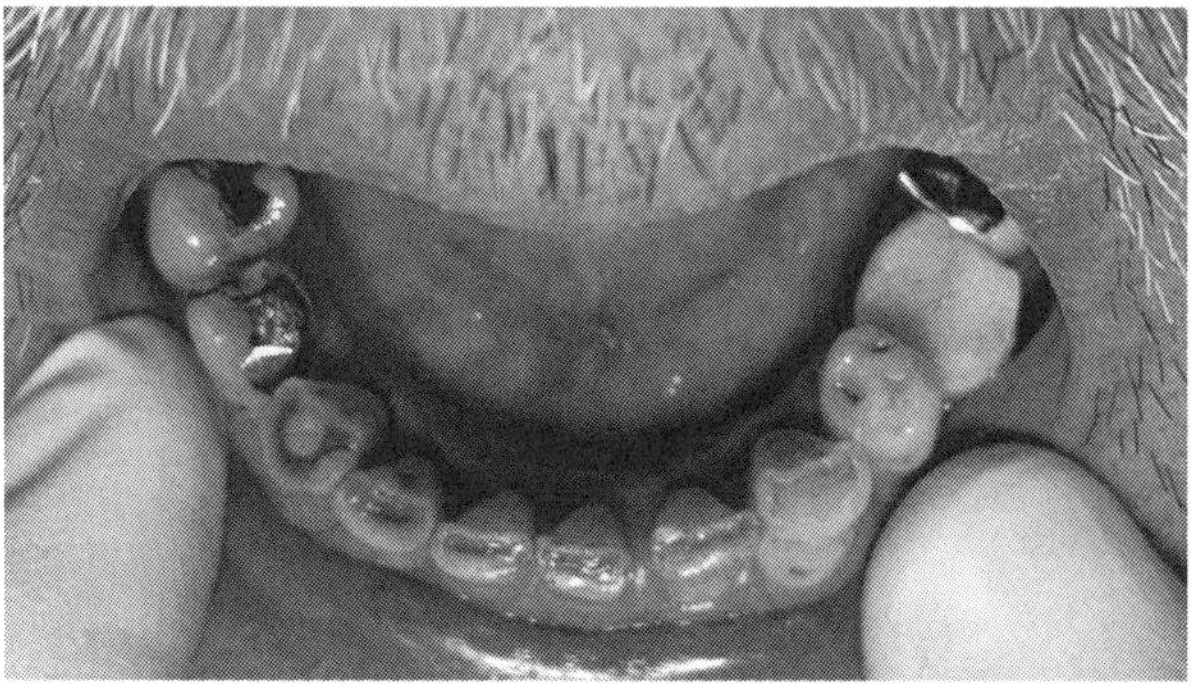

咬耗の特徴所見として歯冠上部に褐色のスジが見られます。
これはエナメル質が削れてその下の象牙質が露出している為です。

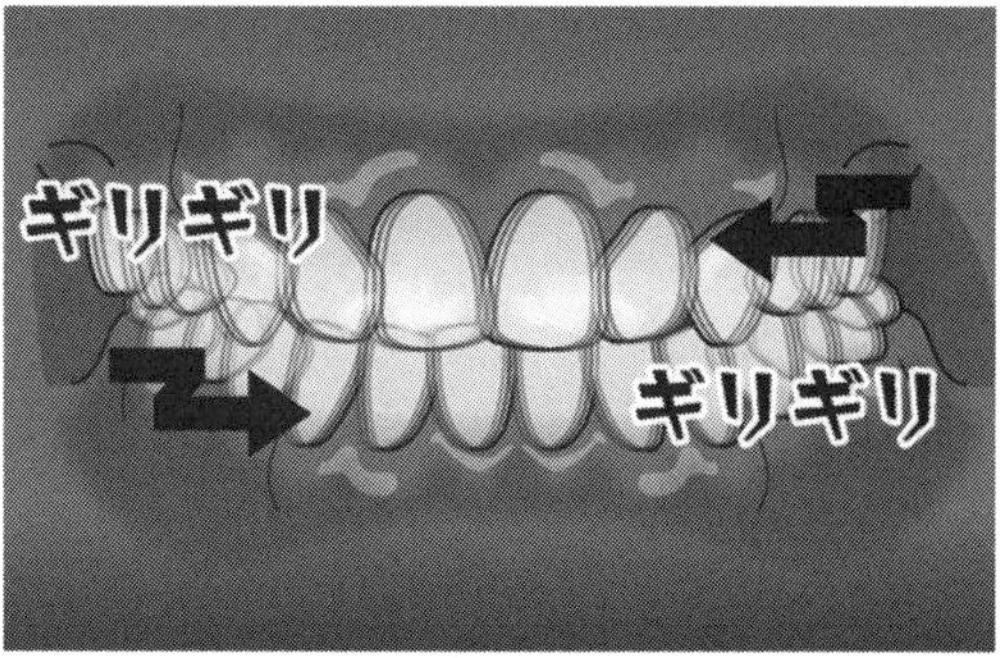

破壊咬合力

これらの歯周病の原因に対して歯ブラシだけの予防では不可能です。
今までの歯周病予防は、歯の耐荷重強度と咬合荷重分散には一切触れられていません。
また虫歯の治療等で、歯が削られることにより強度が落ちることも
一切触れられていません。
そのため、一生懸命に歯ブラシをしていても
歯周病が進行してしまうことが横行しています。
咬合痛が出て歯医者に行くと歯周病と宣告されます。
また根尖に病巣があった場合、根の先に膿が溜まっていると言われます。
膿が溜まっている原因が、亀裂や破壊咬合力だった場合、
根幹治療をしても回復見込はありません。
歯は削ったり抜いたりすることによって全体の強度が低下してきます。
その結果、歯を矢継ぎ早に失って行くことになります。

ではどのようにすれば
　歯を失うことにならないのか。
それは永久歯が生え揃った頃から
　しっかりした虫歯予防を行い、
歯列不正に対しては矯正を行うなどして、
　咬合状態を良好に保ち、
少しも削ることなどないようにして
　神経除去や抜歯をすることなく
　歯を維持することにあります。
口腔内状態を
　衛生状態良好、
　咀嚼状態良好、
　生活環境良好、
に保つことが大切です。

骨破壊

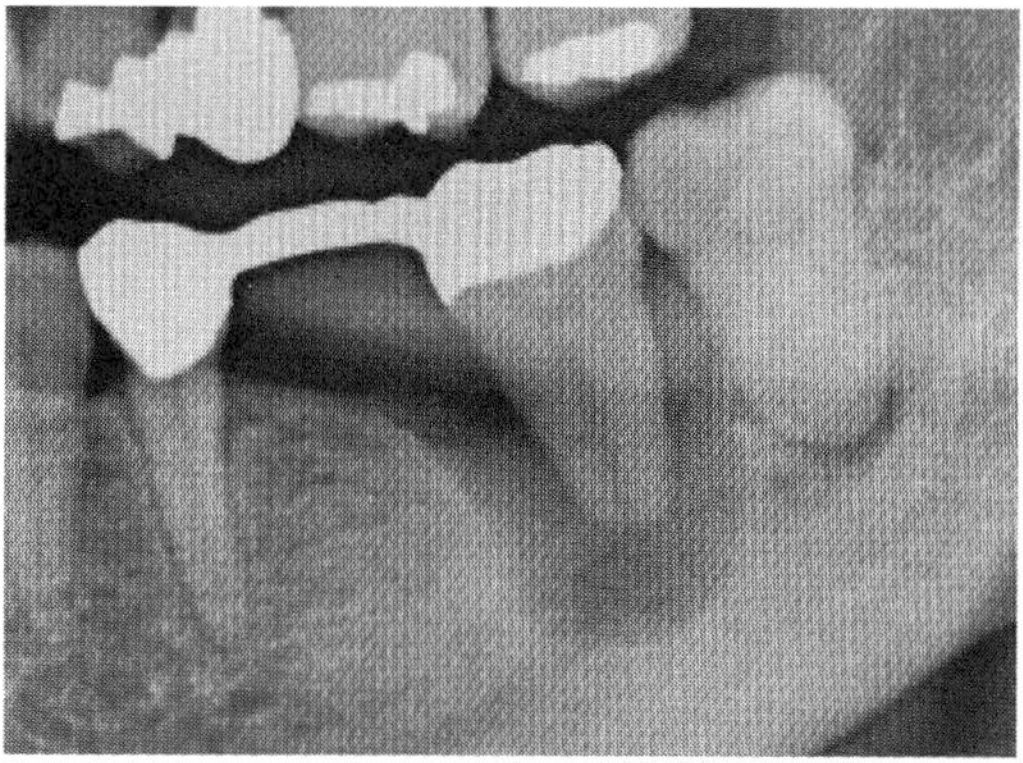

よい歯医者とは?!

❸章 歯医者選び

歯を大切にしない人は論外です。歯を大切にする人の話です。

人は病気になると病院を探す。
病院に行けば病気は治る。そう信じられています。

医療では、小規模のかかりつけ病院から、
　大規模の大学病院や公営の病院等があります。
病気の程度にもよりますが、軽症ならば近隣の病院。
　重症ならば大きな病院で治療を受けます。

病院に行くと診察、診査、診断により治療や投薬を受けます。
診断方法においては、
　内視鏡や放射線またはＭＲＩなど様々な診査方法があります。

それらの結果、診断により治療方法が決定し治療が始まります。
治療方法は、厚労省が認定する健康保険による治療が行われます。

大多数の病院では、治療の質の小さな差はありますが、
　ほぼ同じ程度の医療が提供されます。
ここで大切なのはほぼ同じ程度と言うことです。

施術を行う医者によってクオリティーの差があります。
それは医者の積み重ねた経験や技術によるものです。
一つの病気ならば治療方法は、定まっています。
しかしながらほとんどの人がいくつかの病気を持っています。
多重疾患です。
それらの病状の重ねあわせに対しての治療は、
　医者の経験や知識によるもので対応しています。

そこに治療結果に差が生じます。
今の保健医療上では不可能に近いですが、技術や知識のある医者を選ぶのが最良です。

一部の患者さんには、医療の質の格差を感じ、
　　　質の良いドクターを探している患者さんがいます。
インターネットやテレビの普及などで情報があふれています。
しかしながら本当に正しい情報は一部です。
そのあふれた情報の中から正しい情報を見つけるのは困難です。
インターネット上では、口コミ情報もありますが、
　　その真偽を確かめる手段はありません。
また同一疾患において、治療方法の大筋は決まっています。
しかしながら医者の出身大学によって、治療方法の微妙なさじ加減が違っています。
　そのさじ加減の違いが、
その患者さん自身の症状に合っているかどうかは微妙なところです。

では自分に合った治療方法を持った医者を探すには、どのようにすれば良いのか。
それは一つの商品を買うのと一緒です。
出来る限りの情報を集め、それを精査し、
　そしていくつかの候補を挙げて、一つ一つ確認することです。
要するにセカンドオピニオン、サードオピニオンは大切です。
ただしそこまで医療の質にこだわる場合は、病状の重症な場合で大丈夫だと思います。
軽症や中等度上では、そこまで医療の質にこだわらなくても大丈夫だと思います。

では歯医者ではどうでしょう。
例えば直径一ミリ程度の虫歯があったとします。
病院によって、虫歯を削って治りのは同じです。
しかしながら虫歯を削る量は、歯科医師によって異なっています。
金属を詰めるインレー治療においては、虫歯部分の範囲を超えて大きく削ります。
虫歯部分だけを削るレジン治療は、削る量を最小限で済ませることができます。

歯は削る量が多ければ多いほど強度が低下します。
ここで強度というと一般の人においてはピンとこないと思います。
人間の寿命は平均で言うならば80年程度。
理想的には生きている間、自分の歯で食事ができることを望みます。
削っていない歯は、血流の循環があり適度に湿度を含んでいます。
しかしながら神経をとってしまった歯には循環はありません。
将来的に硬くもろくなっていきます。
歯はリン酸カルシウムからできた鉱物です。
長期的な経過により乾燥することによって亀裂が生じます。
亀裂から破折が起こり、破折から歯の周囲組織に雑菌が入り病巣を作ります。
病巣は周囲骨の破壊を起こし、
周囲骨の破壊は歯の咬合力に対して耐久性を失い痛みになります。
その痛みになって初めて気がつきます。
その状態で歯医者に行くと抜歯になります。

歯において一番寿命が長いのは、全く治療などで削られてない状態の歯を言います。

それほど治療後の強度は大切と言うことです。

そして歯医者における歯の治療は永久的なものではなく、
5年から10年（中には10年以上持つ症例があります）後には
抜け落ちてなくなってしまう治療と言うことです。

先にもありましたが、
この歯を失うまでの期間は最初に受けた治療によって決まります。

その最初の治療は、歯科医師の技術や経験によって違ってくるものです。

歯医者を選ぶのが大切なのはわかりますが、その歯医者の技量を測るものはありません。

通常の歯科以外の病院においては、
来院して話をすれば大体の技量や知識が分かります。

しかしながら歯は硬組織です。

一般の臓器と違って再生力はありません。

削ってしまったら元に戻らない非再生組織です。
歯科医院に行って口を開けたら説明なく削られていたということもあります。
削られた歯は元に戻りません。
もちろん強度が低下します。元の強度はありません。
仮に歯医者ができる限り少なく削ろうとしても、
作業的な技術の精度によって細かい作業ができない場合もあります。

歯医者選びにおいて大切な事は

1 まずは情報収集が大切です。インターネットもありますが真偽は分かりません。
基本的には実際そこの歯科医師に治療受けた人から意見をもらうのも大切です。
2 次に歯科医師とよく話すこと。そして治療内容を理解した上で治療を開始すること。
3 当然、セカンドオピニオン、サードオピニオンは大切です。その中から自分に合った歯科医師を選ぶことです。

4 治療後のメンテナンスも大切です。治療後は必ず強度が落ちます。強度が落ちた歯を長期的に持たせるためにはメンテナンスが大切です。衛生士が常駐しメンテナンスに注力している歯科医院が良いと思います。

以上が歯医者選びにおいて大切なことです。

歯医者の種類　診療科について

病院に行く時、症状によって医者の診療科目を選びます。

例えば一般的に内科、または外科。

耳鼻科や眼科、泌尿器科や消化器科など様々に細分化されています。

では歯医者はどうでしょう。

歯科医院というのはたくさんあります。

そこで普通の歯科医院の看板を見ると

一般歯科、小児歯科、口腔外科などが表示されていることがあります。

それ以外では、矯正歯科や審美歯科などがあります。

歯並びの矯正の矯正歯科は矯正専門です。
審美歯科は美容的観点からの歯科治療の専門です。

では普通の歯科医院ではどうでしょう。
普通の歯科医院では、
虫歯や歯周病などの治療を行う一般的治療から
麻酔をして抜歯を行う口腔外科などが行われています。

しかしながら歯科医師によって
虫歯治療が得意な歯科医師、
歯周病治療が得意な歯科医師、
入れ歯治療が得意な歯科医師、
外科治療が得意な歯科医師に分かれます。
中には虫歯と入れ歯が得意な歯科医師とか、
すべての分野に精通した歯科医師がおります。

歯科医師になるためには歯科大学において卒業までの間、
すべての科目を勉強、実習をします。
歯科の治療の全てが手作業です。
座学や実習などで授業を受けたところで熟練することはできません。
歯科医師が治療の技術を熟練するには、
歯科大学卒業後、長い期間の経験と勉強が必要になります。
しかしながら卒業直後には研修医制度がありますが、一年から二年程度です。
すべての分野を経験と熟練になるには短すぎます。

歯科医師の研修医の終了後は、
大学に残るもの、一般の歯科医院に就職するものに分かれます。
一般の歯科医院に就職した場合、技術はそこの院長や他の歯科医師から学びます。

就職した歯科医師の技術は、それを教える先輩の歯科医師によって決まっています。

場合によっては、何件かの歯科医院を転職することによって

多くの技術を学ぶ人もおります。

大学や大学病院に残った場合は、

医療と同じように細分化された診療分野に分かれます。

一般的に虫歯治療科といっても「修復」「歯内療法」「歯周病」に分かれます。

補綴科といっても「クラウンやブリッジ」「部分入れ歯」「総入れ歯」に分かれます。

口腔外科は「抜歯や腫瘍の摘出」「インプラント」「顎関節症」などに分かれます。

それ以外では、予防歯科、矯正歯科、審美歯科などがあります。

卒業したばかりの歯科医師が大学に残った場合、

これらのいずれかの診療科に所属することになります。

大学の外で一般の歯科医院に勤めた場合、

これらすべての診療科目が浅く広く、日々同時進行していくのに対して、大学に残った場合は、一つの診療科目に対して狭く深く勉強することが多くあります。

（一般歯科医院に勤めた場合、歯科知識が浅く広くならないように個別に勉強会を開いている歯科医師もおります。）

また一般歯科医院で勤めながら、大学で同時期に勉強する者もおります。

日本の歯科医師育成の制度上、

すべての診療科目に精通した歯科医師は作られづらくなっております。

そのために一般歯科医院では、歯科医師によって得意な分野があり、患者が求める歯科疾患の治療において多少の精度（治療後の安定期間）の差異が生じます。

一般の患者さんが歯科医院の歯科医師の得意分野を知る術はありません。

来院し治療を担当する歯科医師としっかり話し合うことで状況を知ることが大切です。

歯の診療科

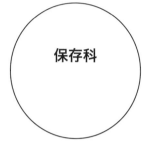

保存科

歯を残す治療を行う診療科です。 修復分野、歯内分野、歯周組織分野に大別されます。 虫歯を削ってそこに金属やレジンを充填する修復治療をする保存科。 神経まで達した虫歯の神経を取り、歯根管内に永続的な処置補 を施す歯内治療の保存科。

歯を支える歯肉や歯槽骨の病巣を治療する、歯周組織治療の保存科です。

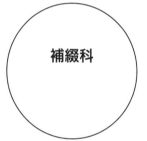

補綴科

抜歯した歯を補う人工の歯を作る診療科です。 主に歯内治療を終えた歯根に鋳造やCAD/CAM(切削機)で作られ た上部構造(歯冠の形状をしたもの)を作るクラウンブリッジ 分野の補綴科。

入れ歯を作る床義歯分野の補綴科。

口腔外科

口腔内に関係する疾患に対して外科処置にて治療を行う 診療科です。 抜歯や嚢胞の摘出。腫瘍の除去。顎関節症の治療。 事故や先天的な口腔内欠損に対する処置。 インプラントなどの埋入を行ないます。

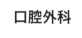

矯正科

歯列不正に対して歯の移動処置を行い正常咬合に近づけていく治療を行います。

予防歯科

口腔健康維持の予防歯科。

小児歯科

小児が乳歯から永久歯に生え変わる際の治療を行う小児歯科。

審美歯科

口腔内を審美的に処置を行う新美歯科。

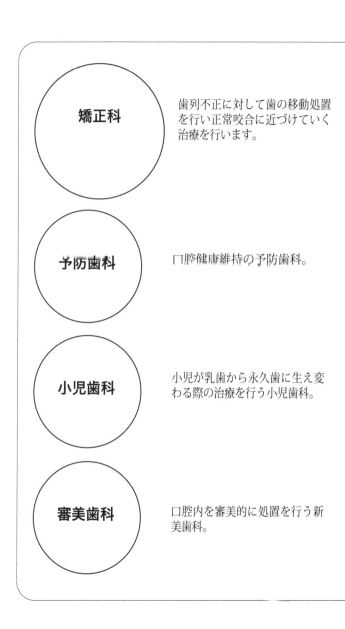

4章

歯の治療の種類

あなたの歯は
どのように治療
されているのでしょう？

ブリッジは？
入れ歯は？
それは、歯によくない！

歯をどうやって
予防するか？！

1　初期の虫歯治療　【レジン治療とインレー治療】

保険治療の初期の虫歯治療です。
治療としては非常に簡単な治療の部類です。
　虫歯の程度が軽く手技操作が容易な場合、レジン（プラスチック）治療があります。
　虫歯部分を削ったらそこに光で固まるレジンを充填します。
しかしある程度虫歯の部分が大きくなった場合はインレー治療になります。
　虫歯部分を削ったらそこに技工操作で作成されたパラジウム合金を入れます。
　工程として切削、印象、技工制作、装着で終わります。
欠点として印象や技工製作などがあるため、虫歯部分以外も削る必要があります。
利点としては削った部分が金属になるだけで元のように見えます。
しかしそれは元に戻ったわけではありません。
この治療の欠点として歯牙は削れば削るほど強度が落ちます。
削ることによって痛みがあるようでしたら次の抜髄治療になります。

レジン治療

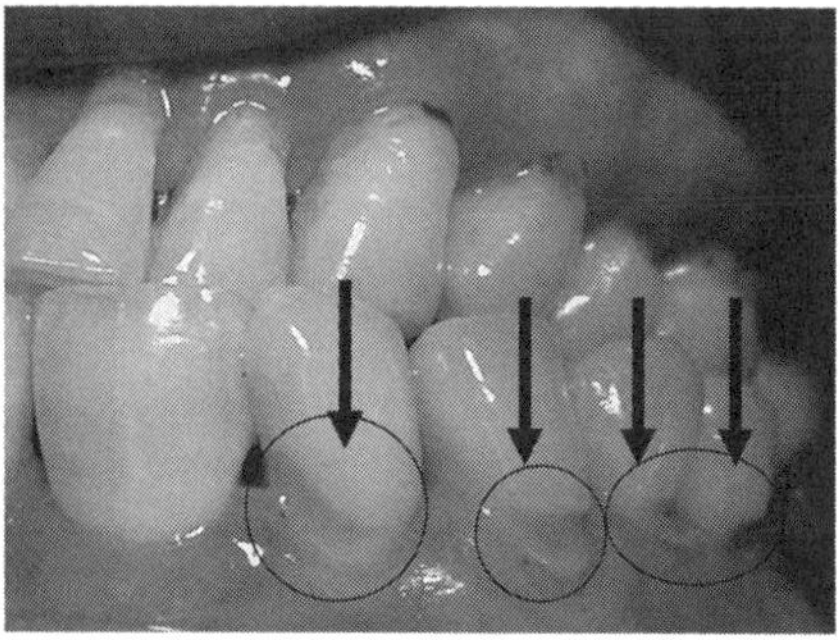

写真矢印は、長年の不良な歯ブラ シにより形成された楔状欠損です。

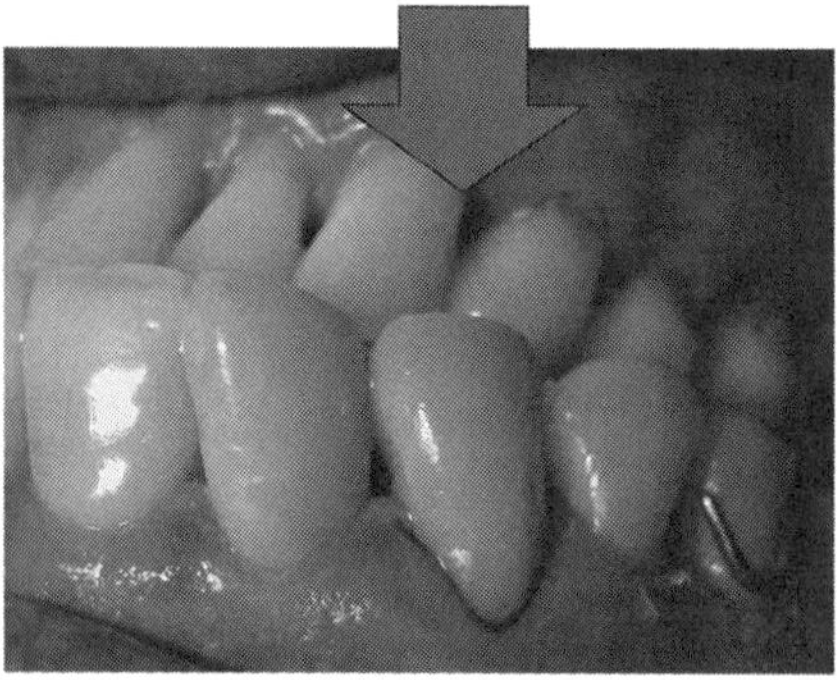

写真のようにレジンを充填する ことにより、知覚過敏を防ぎ、歯と歯肉の間の清掃性を向上し、歯槽膿漏の予防することができ ます。

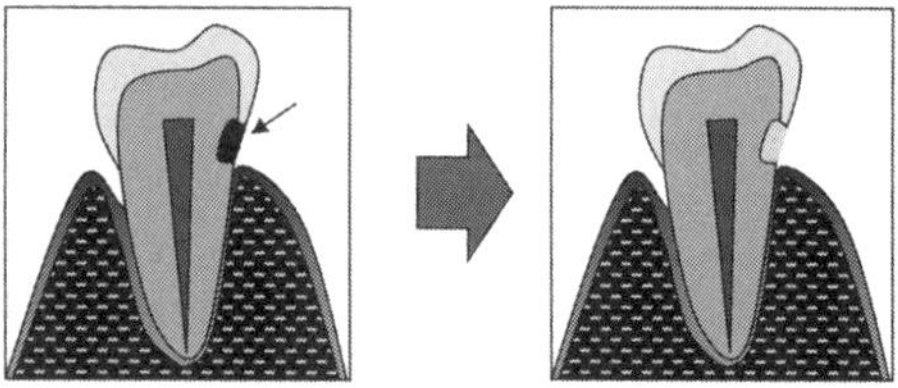

インレー治療

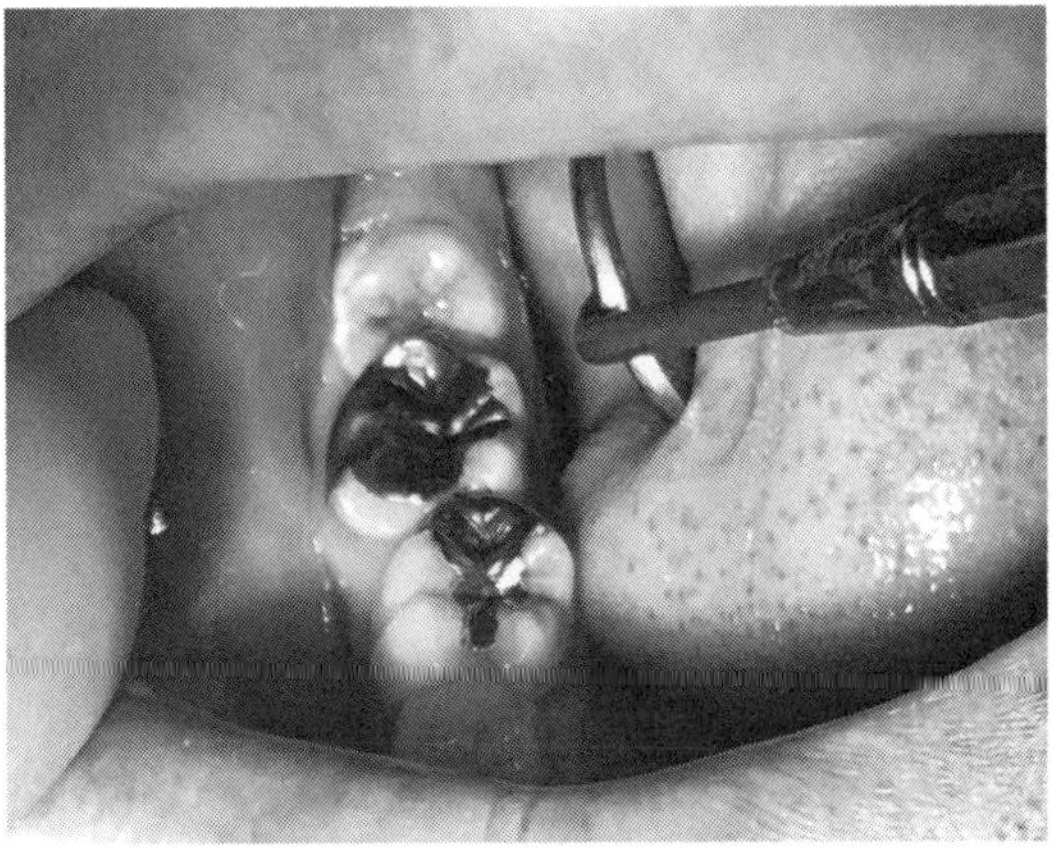

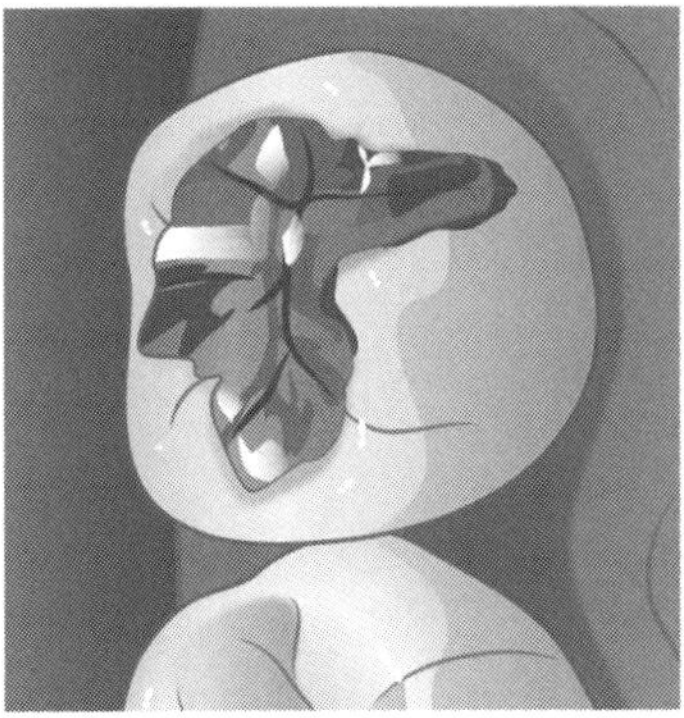

2　痛みの除去治療（抜髄）

【抜髄治療2】


特に痛みを感じている場合、虫歯は歯髄まで達しています。

そうなったら保険の治療方法上、抜髄するしか方法がありません。

歯髄を取った後、歯牙の根管内に樹脂（ガッタパーチャ）を入れて
　　　神経除去治療を完了します。

その後、補綴によりコアという土台を入れて、冠（クラウン）を被せます。【図表1】

ほとんどの人がその補綴で機能回復していると思っています。

しかしながら歯牙の根管内は象牙質の内側に生活する細胞層を持っています。

その細胞は根管内の動静脈の循環から栄養供給を受けています。

単に歯髄をとるという事は、歯牙をミイラ化させて保存する方法です。

ミイラ化させた歯牙はハイドロキシアパタイトという
　　　リン酸カルシウムから構成される鉱物です。

この治療の欠点として歯髄を除去した歯牙は経年とともに硬く、もろくなっていきます。

実際の抜髄治療 （抜髄治療2）

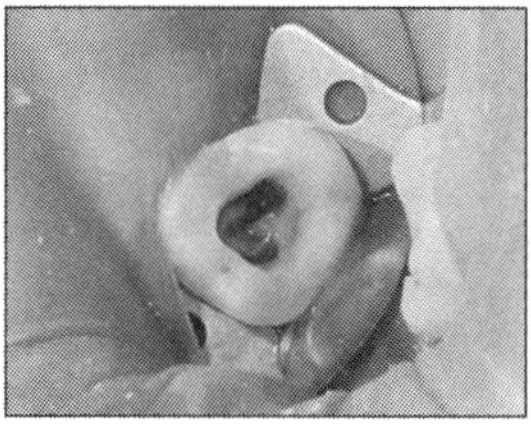

1.神経まで穴をあけたところ

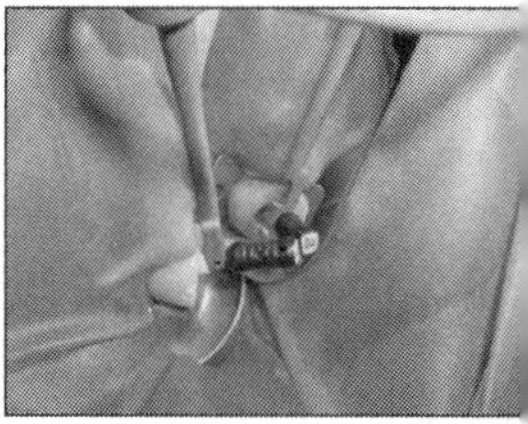

2.神経の穴を削って拡大

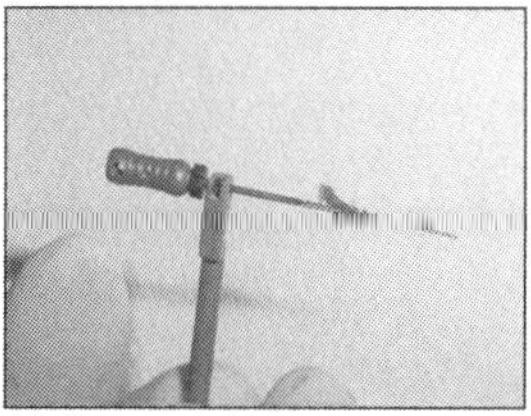

3.除去された神経

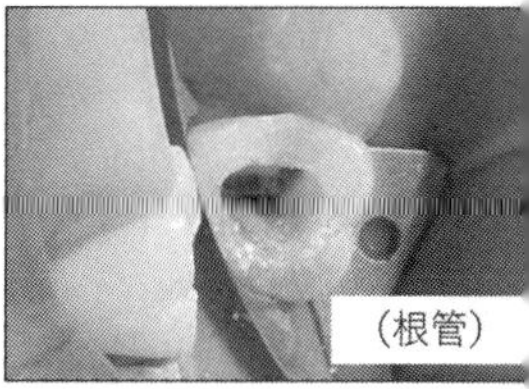

4.拡大された神経の穴

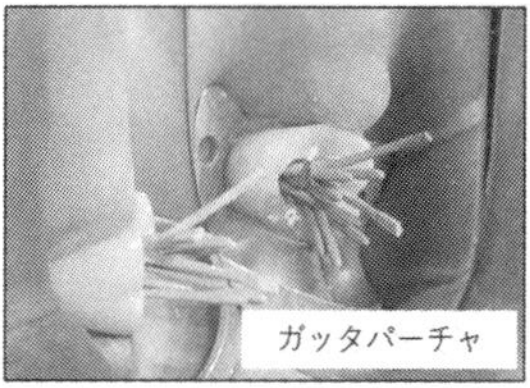

5.根管に樹脂でパッキン（充填）

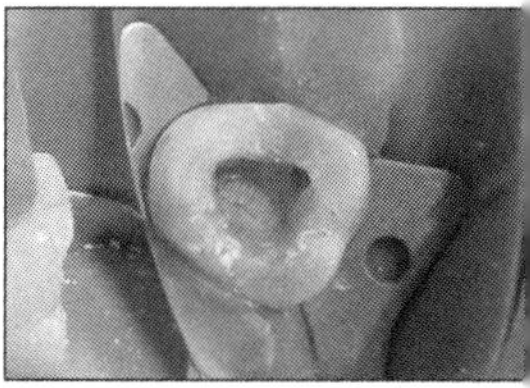

6.根管充填終了

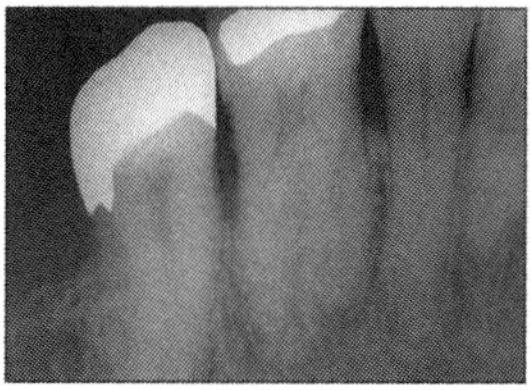

術前写真

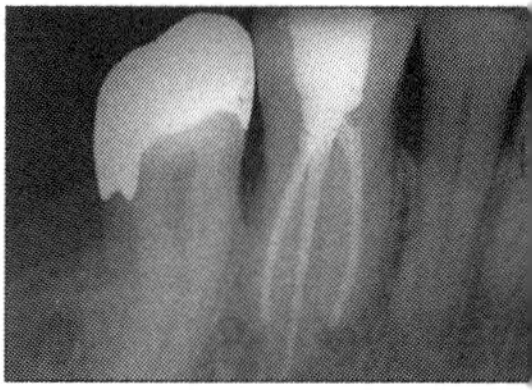

術後写真

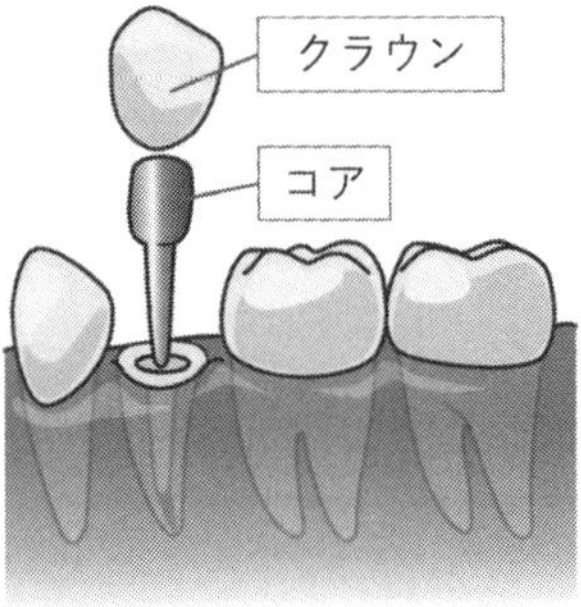

図表1

周囲骨破壊

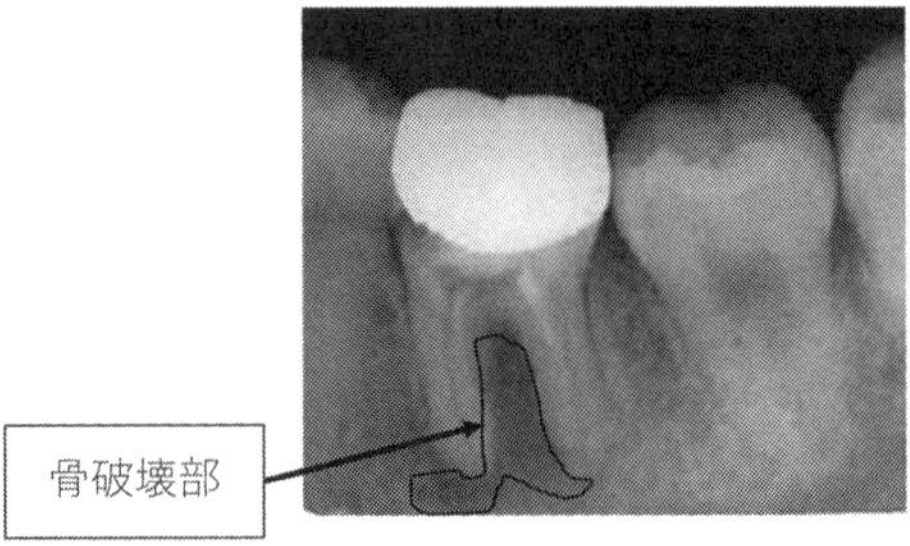

画像の白色部は骨や歯牙を示しています。
黒色部は骨が破壊された部位です。

1. 歯石、歯垢の放置。
2. 歯ぎしり、食いしばり。
3. 神経除去後の根尖病巣発症。
4. 歯根破折。
5. ブリッジや部分義歯の支台による咀嚼荷重負担の増加
6. 部分的に過剰な咀嚼咬合荷重。
7. 咀嚼歯牙の接触歯数が 10 本以下になった時。
8, 大臼歯の咬合がなくなった時。

一般的にその後10年位（20年以上の長期的保存例もありますが）で亀裂が入り、
亀裂を通して歯根周囲に雑菌が入り病巣を作ります。
雑菌の病巣は歯根周囲の歯槽骨を破壊し、
歯牙の咬合力耐久力を劣化します。**【周囲骨破壊】**
歯槽骨が破壊された部分に、肉芽という歯肉の組織が入り込み
歯牙の固定を阻害します。
当然通常の使用をしていれば肉芽部分が圧迫されたり、
歯槽骨・歯根接合部が減少した歯根は荷重に耐えられなくなり痛みが出ます。
痛みが出ているときは歯周組織を破壊している最中です。
痛みは数時間から数日で収まります。（歯牙周囲歯槽骨の破壊が終わった状態）
そして何らかのきっかけで耐久力を超えた場合、痛みが再発します。
その痛みの出現と停止を繰り返すたびに歯槽骨破壊は大きくなり、
歯牙は指で触っても動きが分かるほど動揺します。

この状態では歯牙は骨ではなく肉芽にくっついているだけとなります。

当然咀嚼行為はできません。

歯科医院に来院する患者さんは一般的に歯牙を残すのを希望しますが、
70％以上の症例で、歯根周囲歯槽骨の破壊が発症し抜歯になります。

（厳密には治療方法はありますが、１００％の完全管理ができた場合に限り治癒します。）

３ 抜歯後（少数歯欠損の治療）【保険のブリッジ】

抜歯後の歯牙欠損した場所は、放置しておくと周囲の歯牙が傾いたり、
対合歯牙が挺出（伸び上がって）してきます。
それだけではなく欠損部の咬合荷重を受けるために
周囲歯牙の歯槽骨の破壊が起こります。
歯牙が一本抜けるという事は、口腔内環境のバランスが崩れるということです。
保険治療において少数歯欠損に対してブリッジ治療が行われています。

保険のブリッジ

保険のブリッジについて

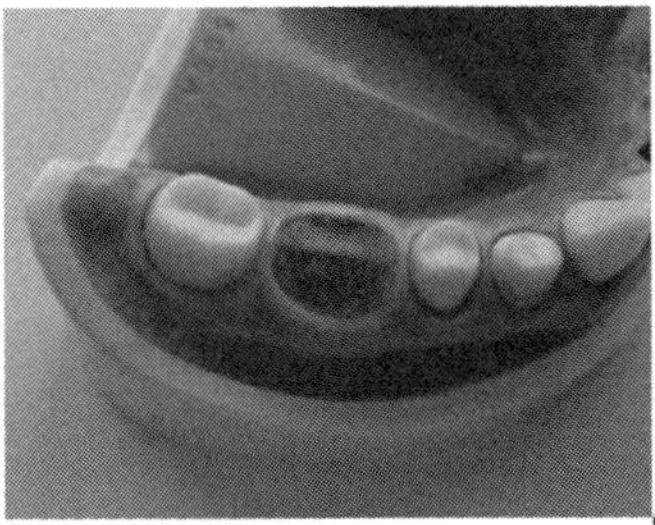

欠損部を挟んで前後の歯を土台として、削ります。

削った土台に合わせて、ブリッジを作成します。

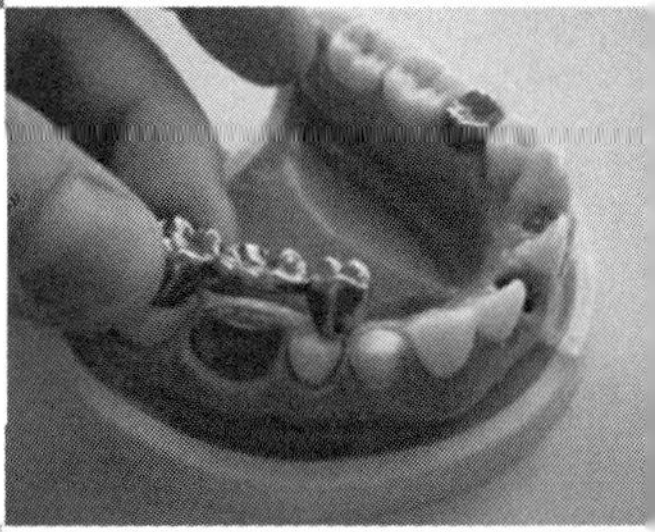

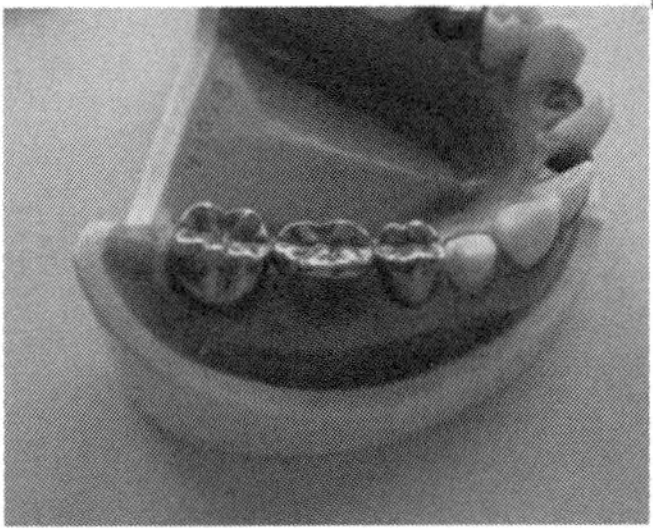

ブリッジ装着

ブリッジ治療は、使用感が天然歯に近く、入れ歯の様な脱着もないため、
　一般的には優先的にこの治療が選ばれます。
この治療の欠点として、周囲の歯牙を支台歯（土台状）として削ります。
しかし土台になる歯牙は生きています。
その場合、歯牙を削ると痛みが出るので虫歯でなくても抜髄します。
抜髄した周囲の歯牙を支台歯にしてブリッジを装着します。

ブリッジを入れた時、強度が下がっているとは思いません。
　今まで通りに使います。
その先で当然、支台歯の限界を超えます。
ブリッジの支台歯は、抜髄されています。
抜髄されていない歯と比べて硬くもろくなっています。
その歯根に過剰な力が入ることによって支台歯に亀裂、細菌層が生じます。
最初は噛むたびに痛みが出ます。

ブリッジの問題！

それは歯槽骨破壊の初期サインです。
歯槽骨破壊がある程度大きくなれば、ブリッジは支持を失います。
そして歯槽骨破壊、動揺、疼痛、抜歯になります。
患者さんにとってブリッジは便利なものです。
使用感は今までの歯と変わりません。
でも数年の後、歯がなくなるなんて思っていません。

先に抜髄した歯牙は10年程度で抜歯とありましたが、
ブリッジの場合、単独で治療した歯と違って欠損部の荷重負担が過剰にかかります。
ただでさえ抜髄によって強度が落ちた歯牙に対して、
さらに過剰な負担がかかることによって、
将来的には亀裂が入り周囲組織に骨破壊の病巣を作り抜歯になります。
そして支台歯となった歯が抜歯になったとしても
さらにその周囲の歯牙を支台歯にしてブリッジを装着します。

保険治療のブリッジでは、連続した二本欠損または連続しない三本の欠損に
対応しています。それ以上の多数歯欠損では入れ歯になっていきます。

入れ歯は脱着や見た目に煩わしさがあります。
基本的に患者さんは見栄えが良いブリッジ治療を選びます。
そのために多数歯欠損でも自費でブリッジ治療を行う場合があります。
しかしながら多数歯欠損のブリッジ治療こそ強度不足です。
ビルの手抜き工事と同じで、決められた鉄筋数を減らすことと同じです。
少ない鉄筋数では強度がありません。

ブリッジ治療の欠点は、
土台になっている歯牙の歯根周囲骨が破壊されると
ブリッジ部分すべての抜歯になり急激な多数歯欠損になります。
その際にブリッジ治療を改めて行うことができません。
多数歯欠損のブリッジが脱落した後は大きな入れ歯になっていきます。

4　多数歯欠損の治療

【義歯治療1】【義歯治療2】

入れ歯は部分義歯と総義歯があります。
部分義歯は残っている歯牙を固定元に使います。
　固定元の歯牙にはワイヤーを使ったクラスプと言うフックを使います。
また総義歯の固定は、歯牙の抜けた部分を顎堤といい、
　その顎堤周囲の歯肉と頬粘膜の間を義歯で密閉し、
吸盤のような吸着の原理で固定します。

部分義歯治療の欠点として第一に元々の歯牙と比較して低い咀嚼効率にあります。
　噛みしめた場合、入れ歯の下は歯肉です。
歯牙のように骨で固定されているわけではありません。
入れ歯は歯肉の沈みこみによって一ミリ程度上下します。
また歯肉の限界を超えると痛みや傷になります。

第二に残っている歯牙を固定元にします。
そのため、固定元になった歯牙は咬合荷重に加えて
義歯固定時、上下動する義歯の影響を受けます。
そのために、周囲骨の破壊を起こし疼痛そして抜歯になることがあります。

第三にその咀嚼効率の低さから入れ歯を入れたとしても
ほとんどの人が残っている自分の歯牙で咀嚼します。
そのために咀嚼している歯牙に過剰な負担がきます。
咀嚼負担をかけた歯牙は、数ヶ月から数年で周囲骨の破壊を起こし
疼痛そして抜歯になります。

部分義歯は、数年のうち歯牙を全て失い総義歯にむかっていきます。

総義歯の欠点として固定元が吸着にあるということです。
吸着力は顎堤形状によって様々です。
安定力の高い人もいますが、症例によっては吸着せず

部分入れ歯の問題！

義歯治療 1

金属の入れ歯

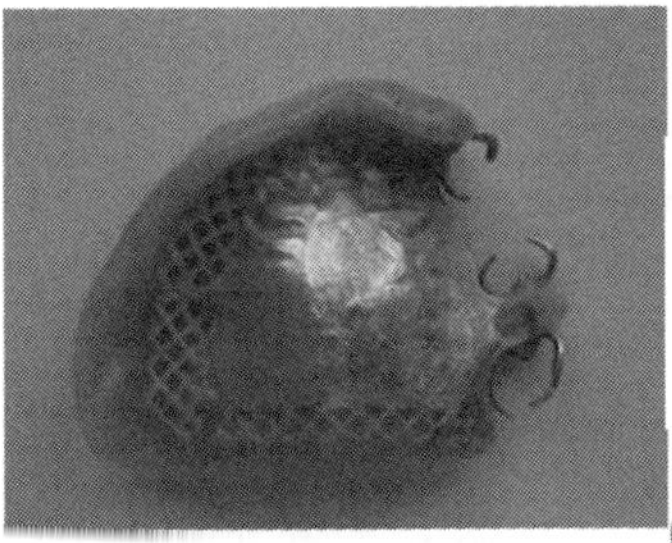

金属は保険のプラスチックと違ってザラザラ感がない。

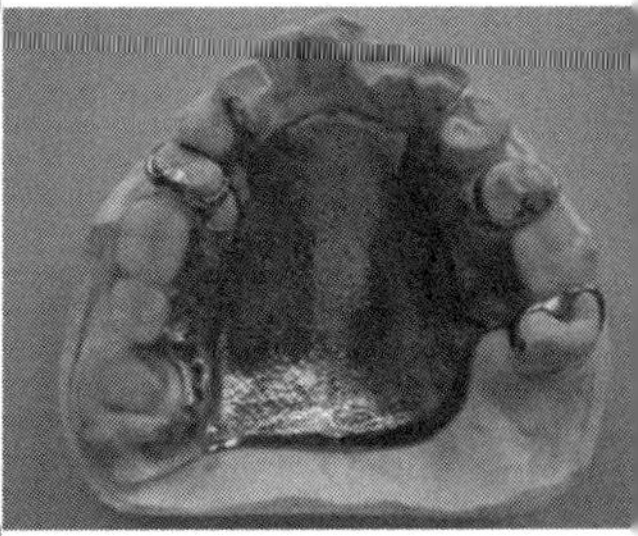

保険のプラスチックに対して厚みが薄く、舌触りも良い。

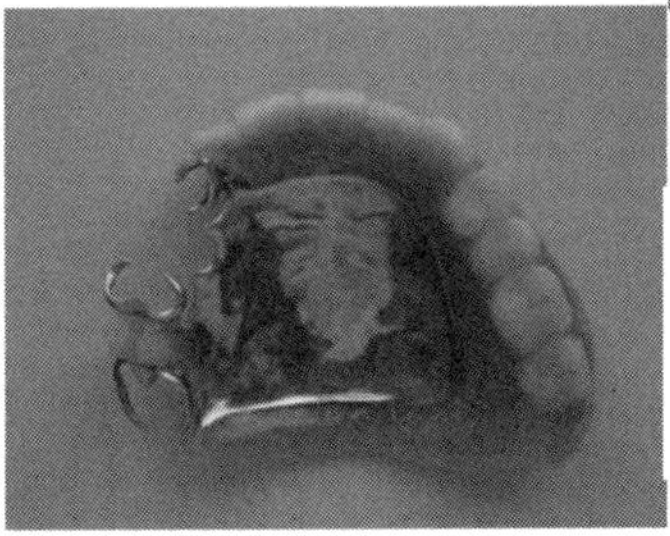

ゆがみや変形が無く適合度がよい。

義歯治療２

保険の入れ歯

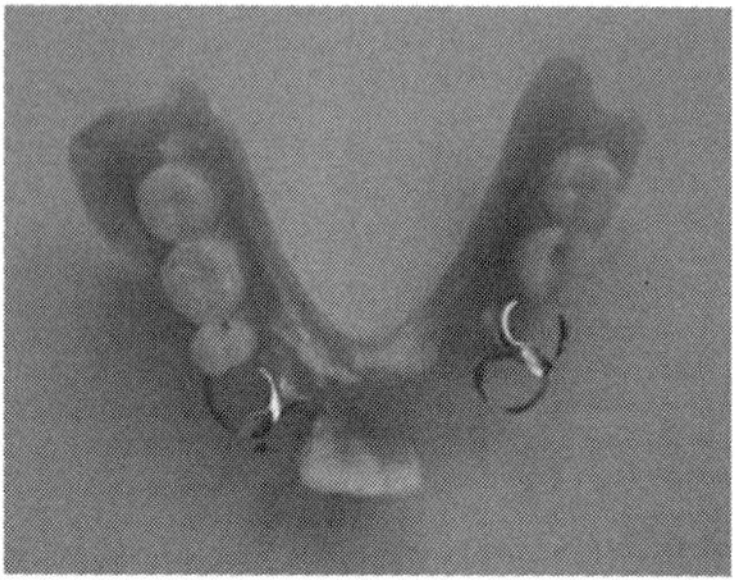

強度を保つため厚みは金属製の
部分床義歯に比較して大きい。

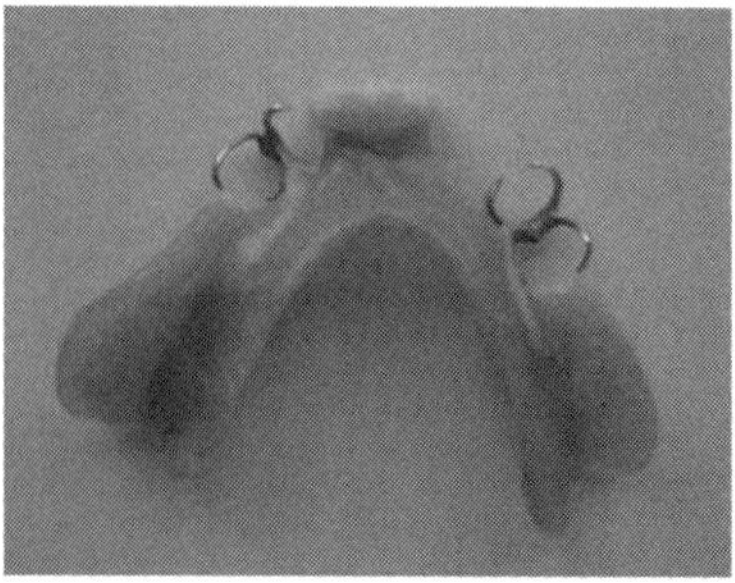

鉤と床が別々に成型されているた
めに、たわみや変形がおきやすい。

安定剤を使わざるを得ない場合もあります。

部分義歯、総義歯のどちらにしても

歯肉で咬合圧に耐える為、咀嚼効率は歯牙の⅓程度になります。

ようするに食材の硬いものは避け柔らかいものを選ばなければなりません。

健康のための食材は30品目という言葉もありますが、

義歯で生活するということは、限られた食材を使って生活するということです。

5 歯周病治療

【歯周治療】

歯周病は歯を支えている歯槽骨が吸収（骨破壊）され、

固定元の支持をうしない、歯が動揺、疼痛、脱落することです。

（歯槽骨が「吸収」されると言われますが、これは歯医者の専門用語です。

吸収というと体の一部になったような気がします。

この表現が歯科説明の誤解を生じているのだと思います。
私は一般の方が使う言葉では「歯槽骨破壊」だと思っています。
私は患者さんへの説明において歯周病の歯槽骨吸収を歯槽骨破壊と説明しています。）

歯周治療

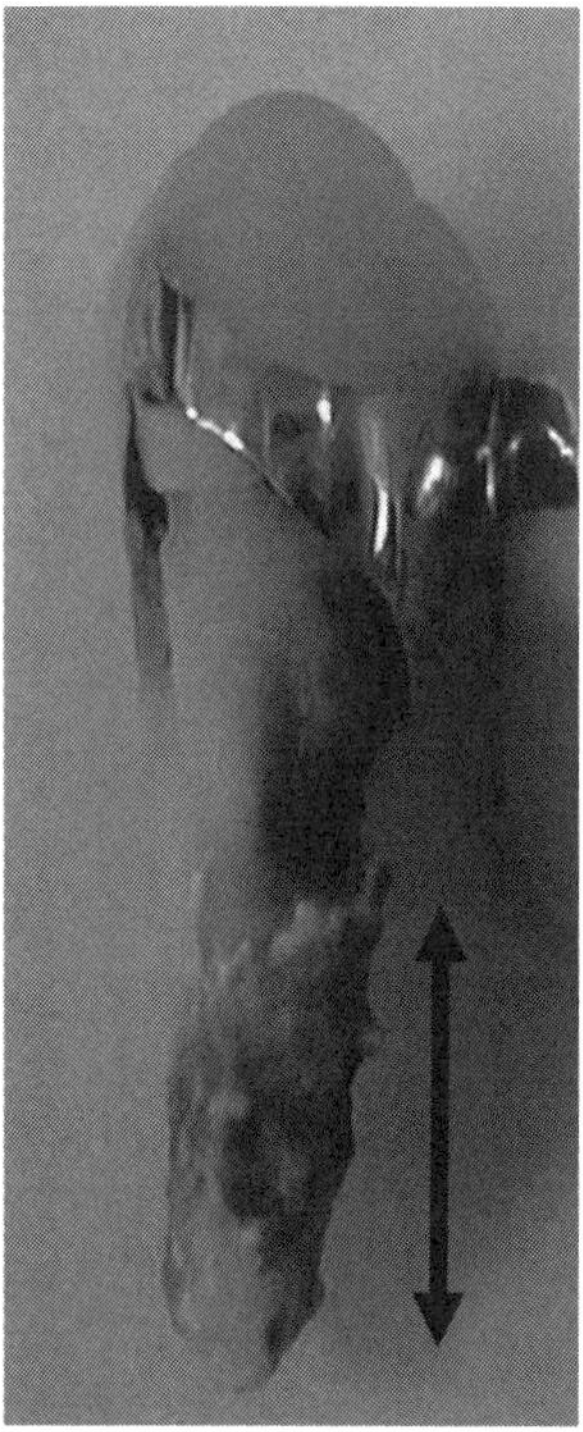

歯周病で抜けてしまった歯。根尖に歯石がついています。歯周治療は歯石を除去が基本です。

歯周病の原因は、一般的に歯の周囲に付着する歯垢や歯石と言われています。
歯周病治療としては歯根周囲の歯垢や歯石を歯科医師や衛生士が除去します。
これはPMTCといって専門家が（Professional）、専用の器械を使用して（Mechanical）
歯を（Tooth）磨く（Cleaning）、初期の治療になります。【PMTC】
その初期治療を行ったのち、
衛生士による歯垢、歯石再付着予防の方法として歯ブラシ指導を行います。
正しい歯ブラシ方法を覚えることにより歯周病の進行を抑制します。
【ブラッシング指導】
一般的に歯周病進行予防に対しては、
歯石除去や毎日の歯ブラシ状況が重要と言われています。
基本的にほとんどの患者さんが
毎日の歯ブラシで歯周病予防ができると思っています。
しかし定期的な歯科検診をしても、毎日の歯ブラシをしても、
歯周病が進行する人がいます。

PMTC

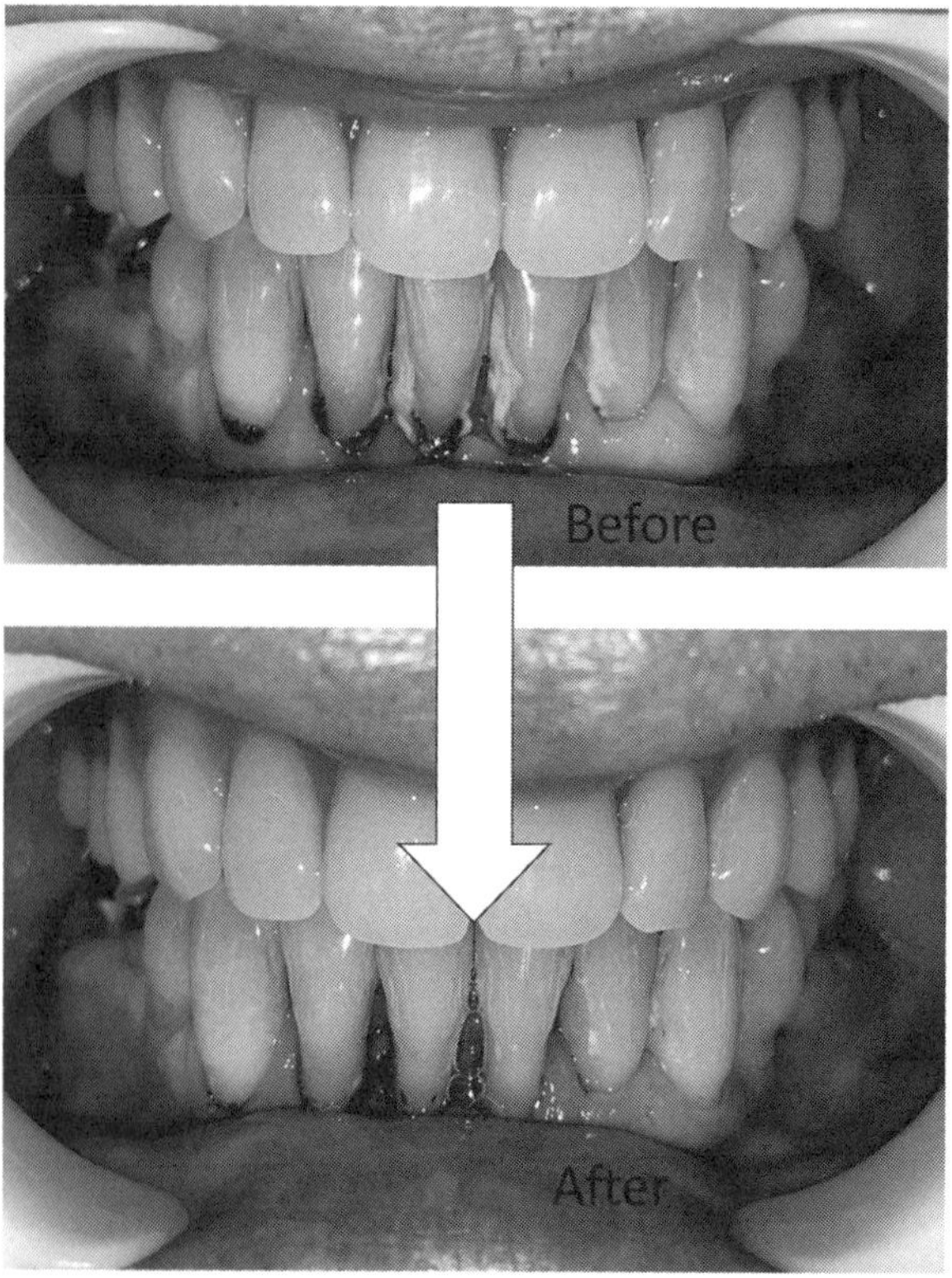

専門家が(Professional)、専用の器械を使用して(Mechanical)
歯を (Tooth) 磨く (Cleaning)：PMTC

ブラッシング指導

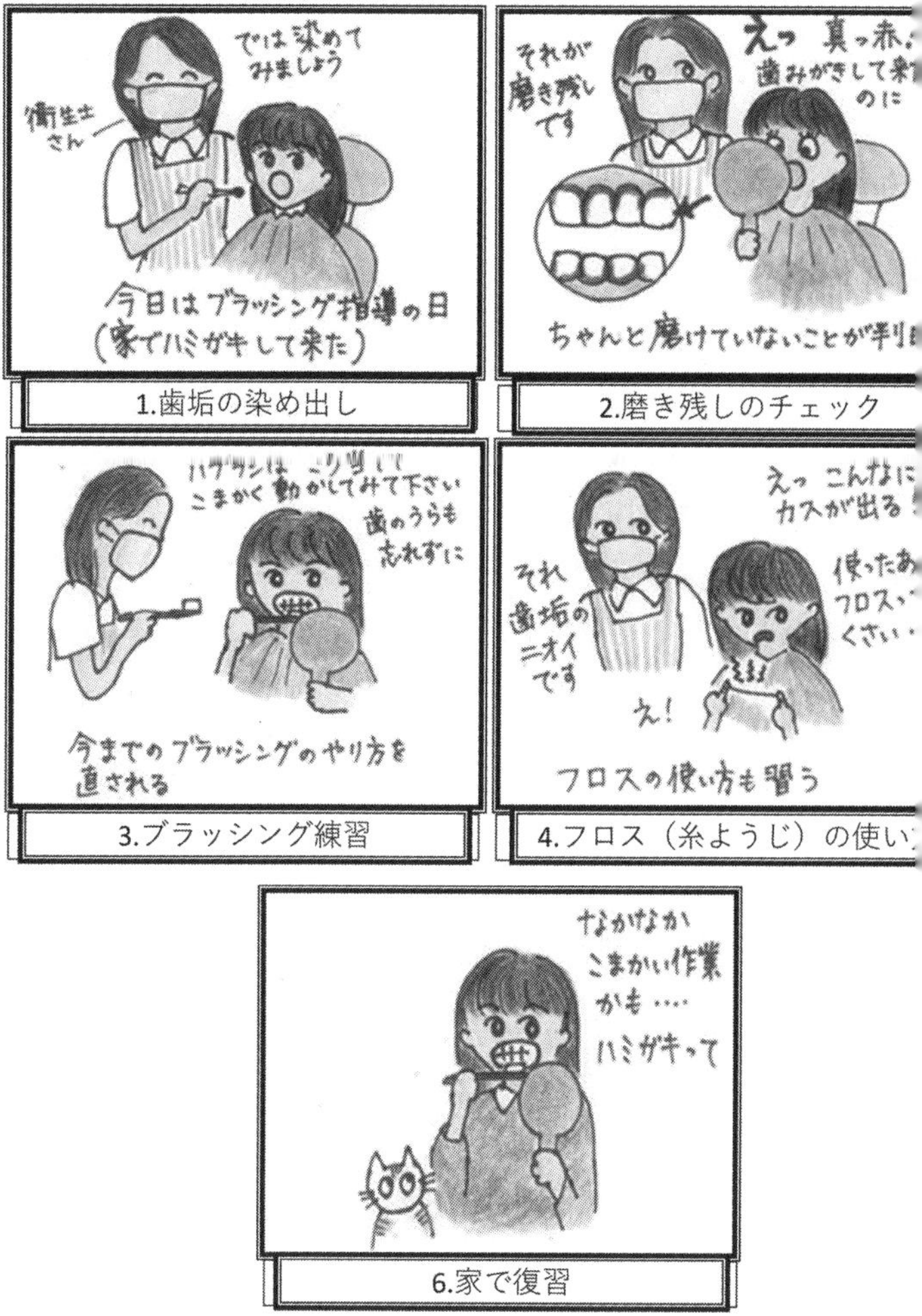
では染めてみましょう
衛生士さん
今日はブラッシング指導の日
(家でハミガキして来た)
1.歯垢の染め出し
それが磨き残しです
えっ 真っ赤
歯みがきして来
のに
ちゃんと磨けていないことが判
2.磨き残しのチェック
ハブラシは
こまかく動かしてみて下さい
歯のうらも忘れずに
今までのブラッシングのやり方を直される
3.ブラッシング練習
えっ こんなにカスが出る
それ歯垢のニオイです
え!
フロスの使い方も習う
4.フロス（糸ようじ）の使い
なかなかこまかい作業かも….
ハミガキって
6.家で復習

テレビでは確かに歯槽骨破壊を予防しましょうということで
歯ブラシ、歯磨き粉のＣＭが流れています。
この歯ブラシ状況の改善、向上により予防ができると思っている人が
ほとんどですが、実際のところそれだけで予防できない人がいます。

歯周病は、歯周組織の骨破壊によって歯牙の固定支持を失うことです。
骨破壊は歯垢や歯石からくる炎症だけではなく、
歯ぎしりや食いしばりなどによっても引き起こされます。
歯槽骨には強度の限界があり、それを超えた咬合力では骨破壊が生じます。
それに加えてブリッジ治療や入れ歯治療などを受けた場合、
咬合荷重は残存歯で受けます。
その結果、少なくなった残存歯が欠損部分の咬合荷重を受けることにより
限界を超えて歯槽骨破壊を引き起こします。

要するに本当の歯槽骨を破壊する原因は歯の環境や補綴物の強度不足です。
保険治療は歯を欠損した場合、躊躇することなくブリッジにします。
もともと三本の歯があったところに
二本の歯を支台歯に使って三本分の歯を作ります。
建築でいうならば三本の柱の家の一本の柱がダメになったら
二本の柱で家を支えるということです。
入れ歯治療ならなおのこと残存歯の負担が過剰になります。
本当の歯周病治療は、歯垢や歯石の除去や歯ブラシ指導だけではなく
残存歯に対しての過重負担の軽減も大切になります。
過重負担の軽減の治療においては、歯牙の連結固定があります。
歯槽骨破壊の進んだ残存歯を連結して少しでも強度を増す方法です。
また歯槽骨破壊の原因が歯ぎしりや食いしばりの場合、
マウスピースによって咬合荷重を分散する治療もあります。

しかしこれらの治療方法は、

残存歯を使って少しでも耐咬合荷重力をあげようとする治療です。

より一層強度を増す治療としてはインプラント治療があります。

インプラントは欠損部の荷重を負担し、

残存歯の過重負担を軽減します。

【インプラントによる歯槽骨再生】

インプラントによる歯槽骨再生

インプラント治療前
右下第2小臼歯、周囲骨破壊、抜歯適応状態。

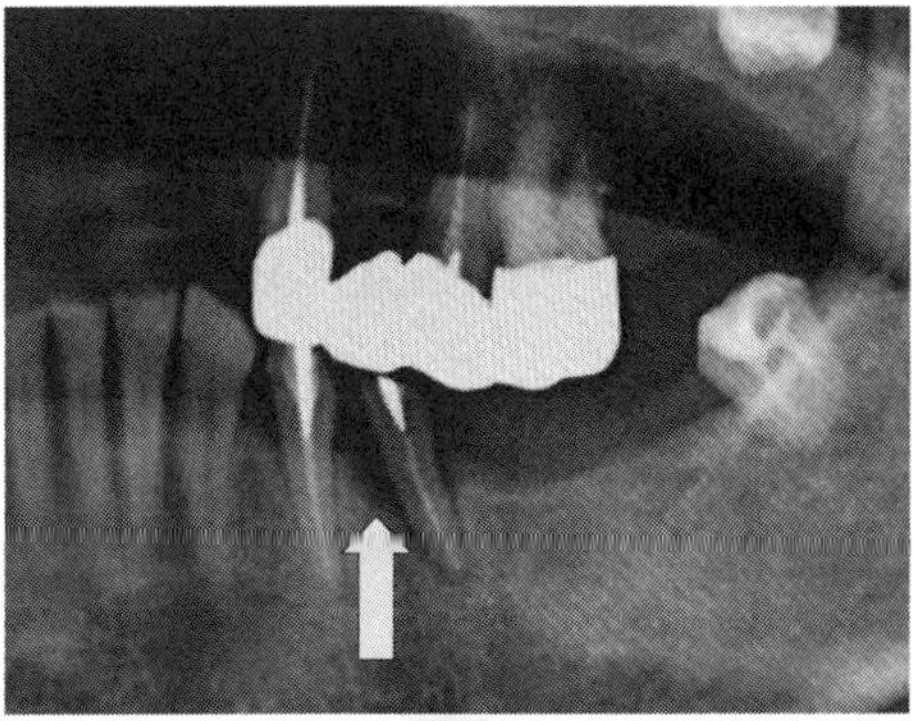

インプラント治療後
（3年後）

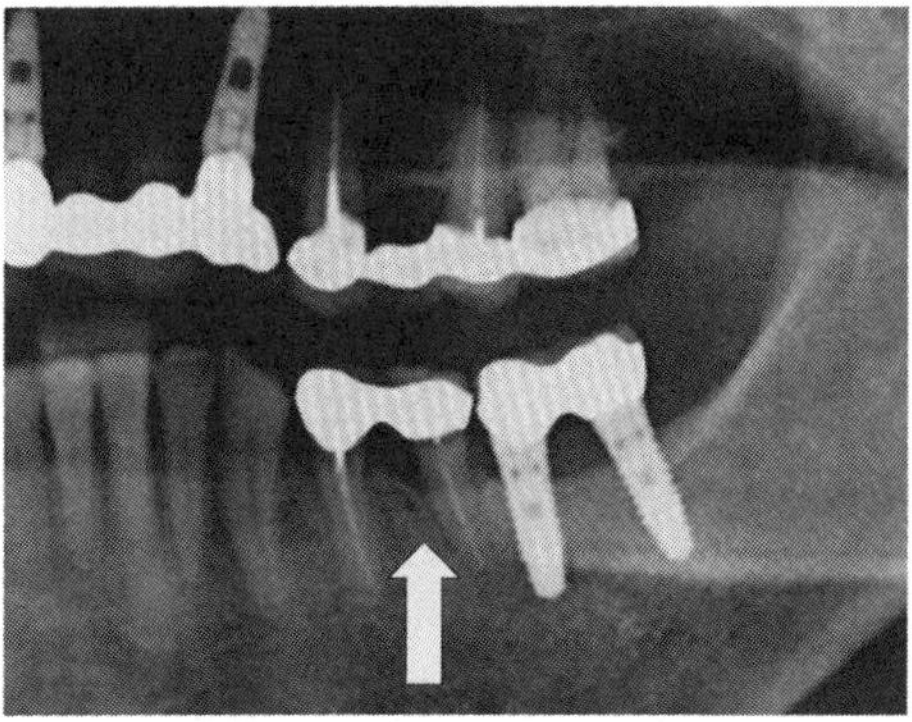

右下第2小臼歯、周囲骨再生。
今後長期保存が予想される。

❺章 歯をなくさない予防

歯がなくなる原因には
代表的に以下のようなものがあります。

1、虫歯（日々の清掃不良）

2、インレーやクラウン治療による歯牙の強度低下

3、神経を取った歯（亀裂や破折）

4、歯ぎしりや食いしばり　(破壊咬合力)

5、ブリッジ支台歯への過剰荷重負担

6、少数の残存歯の咬合部位への過剰荷重

7、歯周病、歯垢や歯石

8、根尖病巣(骨破壊)の放置

9、半埋伏の親不知

歯牙単体では萌出時の状態の歯牙が、最も強度があります。
そしてその健全な歯牙が上顎14本、下顎14本で均等に咬合している時に
最も強度があります。
この状態を長期間維持するためには様々な努力が必要です。
歯は削れば削るほど強度が落ちます。
そのためには一切虫歯を進行させないことです。

1 健全歯牙の虫歯予防 日々の清掃

【虫歯の原因】

虫歯の原因は、食物中に含まれる糖分を蝕む菌（ミュータンス菌）が
分解する際に酸を産生します。
その酸が歯に触れている時間が長ければ長いほど
歯のエナメル質や象牙質に穴が開きます。
虫歯の原因は「糖分」「虫歯菌数」「歯での酸の停滞時間」です。

虫歯の予防！

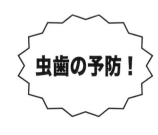

虫歯の原因

・虫歯の原因は、口の中の細菌と糖分（含糖分飲料）です。

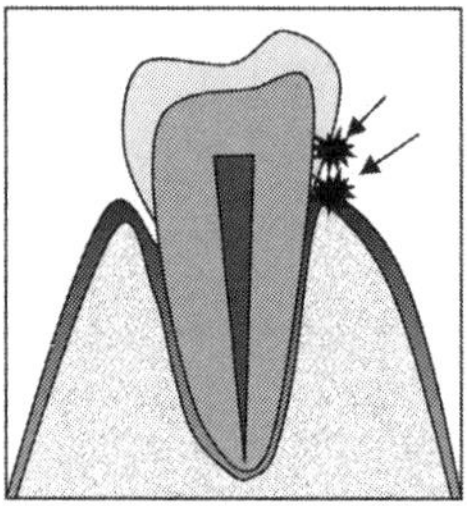

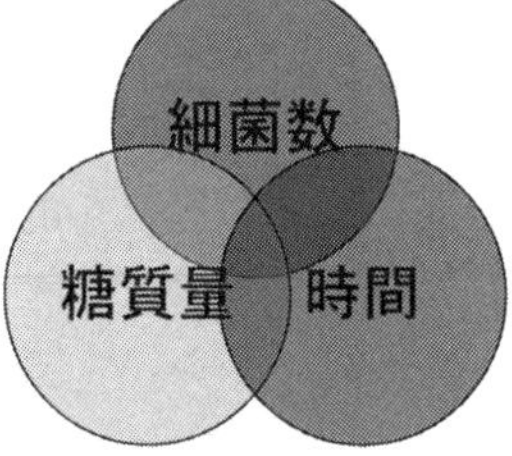

・図で示すように口の中の**細菌の数**、**糖質の量**、そして**糖質 沈着から歯磨きをするまでの時間の長さ**で決まってきます。

・従って細菌数、糖質量、歯磨きまでの時間を多くすること によって、虫歯は飛躍的に進行します。

この中で一つでも、全てをなくすことが
できれば虫歯進行しません。
しかしながら生活の中、
糖分を取らないわけにはいきません。
また虫歯の菌は、うがいや歯磨きなどで
一時的に減らすことができますが
全てなくすことができません。
もちろん時間は止まる事はありません。
しかしながらこれらの三つの原因を
少しでも少なくすることができます。
普段の歯ブラシやうがいなどで
細菌数は減少します。
また糖分を口に含んだ際、
歯ブラシやうがいなどを行い

できるだけ短時間で洗い流します。
普段の生活の中で就寝時に細菌数が増える傾向があります。
就寝前の洗口剤なども有効です。
よくビタミンを取るためにフルーツをよく食べる人がいます。
フルーツにはビタミンCが含まれています。
ビタミンCはアスコルビン酸という酸です。
この酸は虫歯の菌が産生した酸と同じようにエナメル質や象牙質に穴を開けます。
これは虫歯と違っていますが、虫歯と同じような状態（酸蝕症）になります。
まず一番大切なのは、エナメル質や象牙質が溶けないようにすることです。

2 インレーやクラウン治療後の歯牙の強度低下 【破折写真】

小さな虫歯の場合、レジンやインレーの治療をします。
歯は削ることによって強度が落ちています。

破析写真

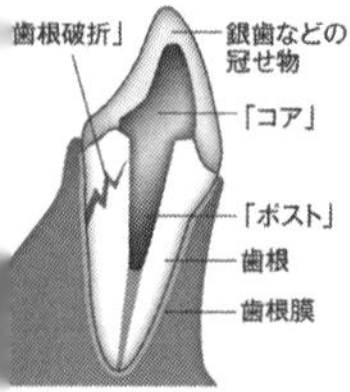

歯根破折」
銀歯などの冠せ物
「コア」
「ポスト」
歯根
歯根膜

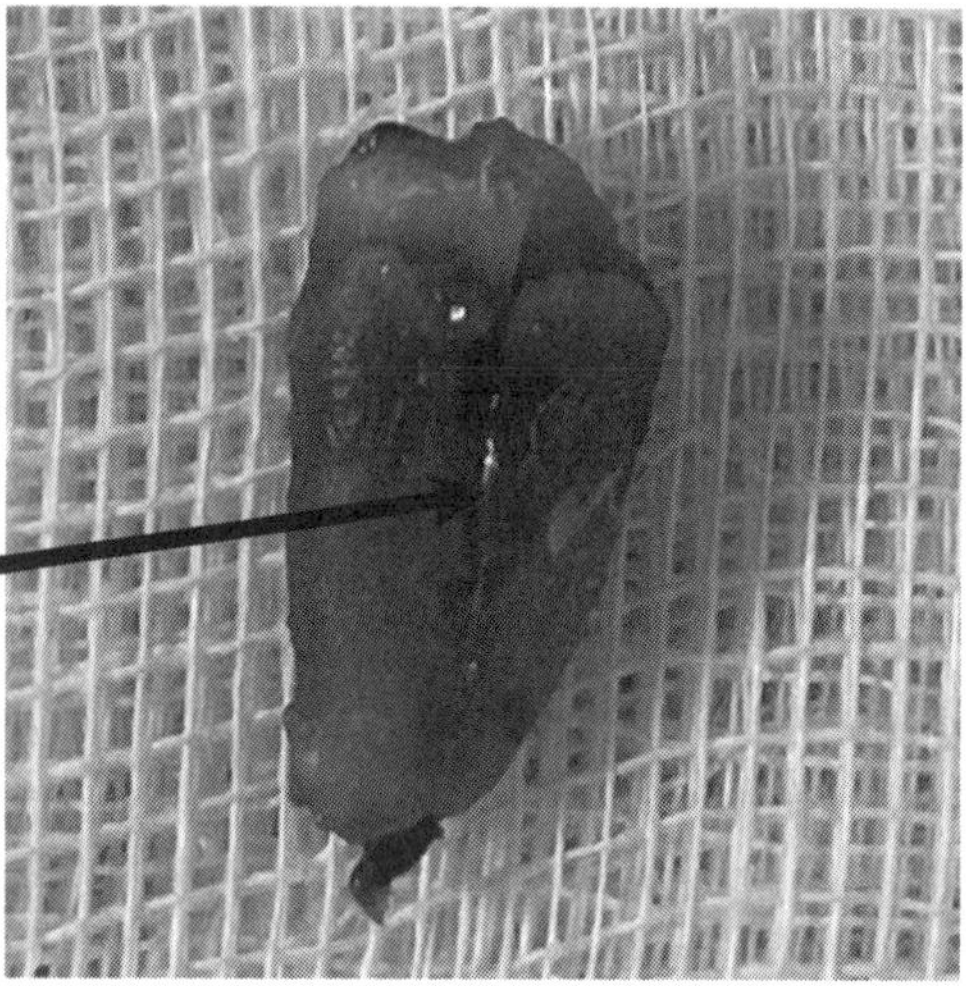

亀裂

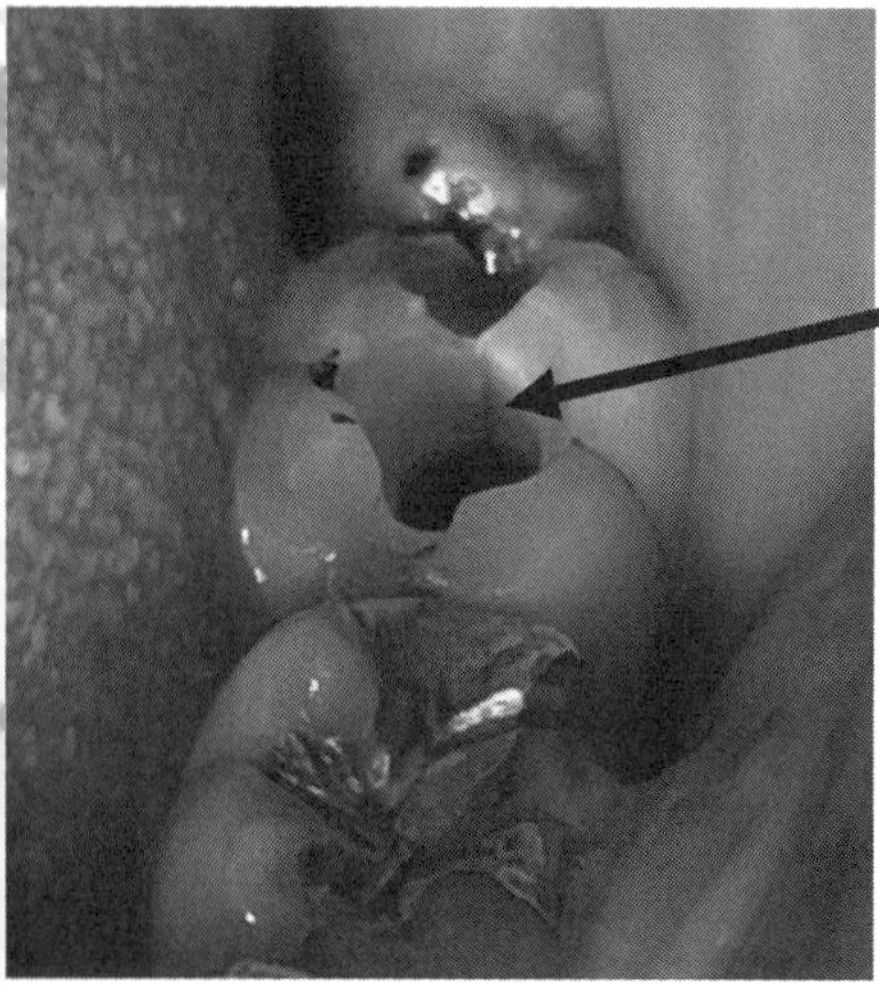

亀裂

その削る量が多ければ多いほど強度が低くなります。
治療を受けた歯は、元通りになったわけではありません。
同じように使っているといつかは割れてしまいます。
その際は抜髄または抜歯になります。

3 神経を取った歯

神経までいってしまった虫歯の場合、痛みを取るために抜髄します。
抜髄した歯は、歯の内部の循環を失い将来的に硬くもろくなってきます。
神経を取った歯はレジンやインレー治療よりも強度が落ちています。
数年後、歯根に亀裂を生じます。
その際、亀裂を伝わって感染が起こり病巣を作ります。
病巣は骨破壊を引き起こし痛み、同様、抜歯になっていきます。

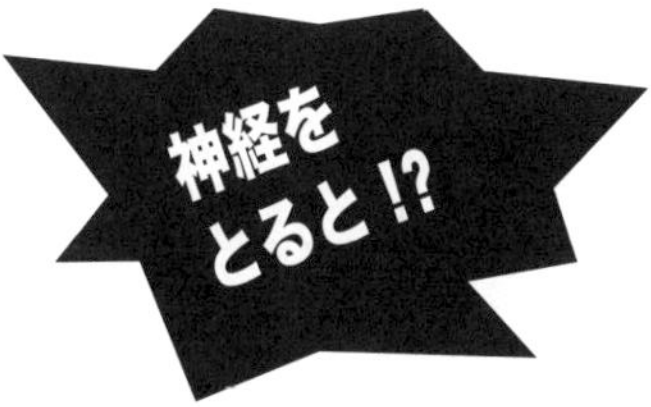

やむなく抜髄をしてしまった歯は、
口腔荷重負担をできるだけ少なくするように心がける事が大切です。

4 歯ぎしりや食いしばり　【破壊咬合力】

歯ぎしりや食いしばり等ある人はその咬合力で様々な障害が生じます。
強い歯ぎしりは、歯周組織を損傷し知覚過敏や歯槽骨破壊を引き起こします。
治療をした歯に亀裂や破折を引き起こします。
またそれだけではなく偏頭痛や顎関節症なども起こる場合もあります。
そうならないようにマウスピースなどで
出来る限り口腔荷重負担を分散するのが大切です。　【マウスピース】

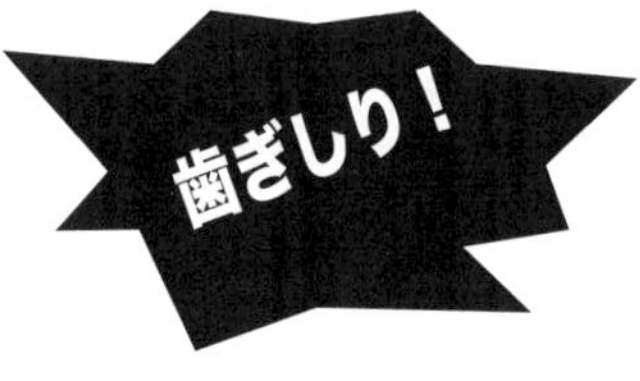

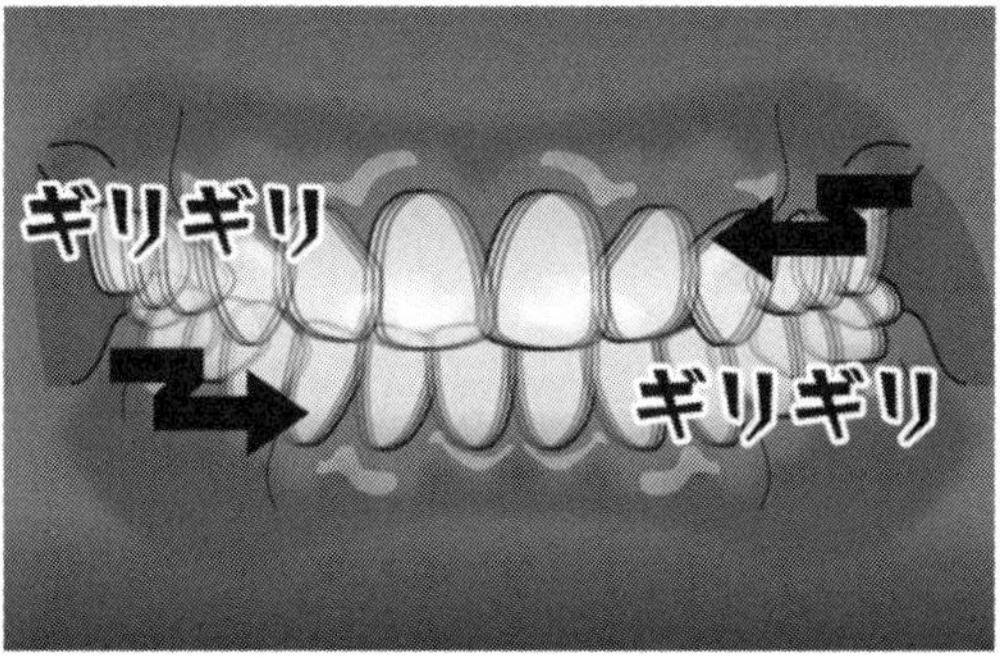

破壊咬合力

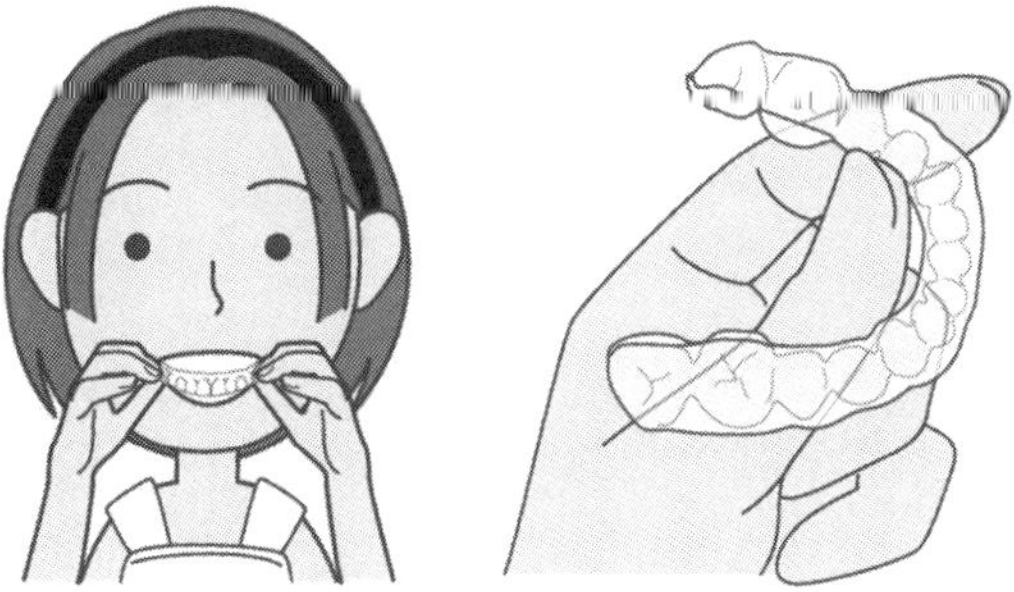

マウスピース

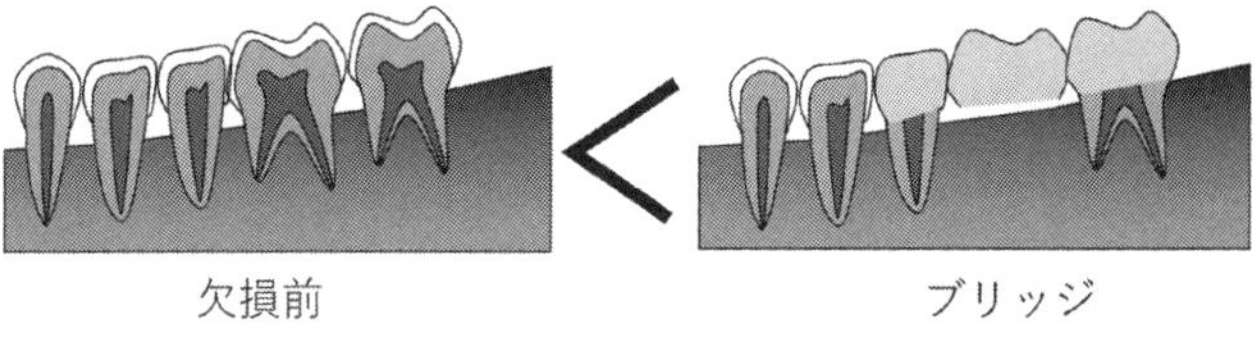

大臼歯にかかっていた荷重を
細い小臼歯で補っています。
当然、強度、耐久性は低くなります。

ブリッジの強度

5 ブリッジ支台歯への過剰荷重負担

【ブリッジ強度】

歯牙の亀裂や破折は抜歯をします。

欠損部を補うために残存歯を支台としてブリッジになります。

当然、欠損部の過重負担を残存歯が受けるので過剰荷重になりなります。

ブリッジは使用感に優れ元の状態と同じように使えます。

しかしながら強度はかなり低いです。

それを考えながら使うのが大切です。

6 少数の残存歯の咬合部位への過剰荷重

【入れ歯装着写真】

部分入れ歯の残存歯にはクラスプというフックがつきます。

部分入れ歯は、咀嚼時1㎜程度、動きます。

その動きは支台歯の過剰な負担となり、歯槽骨破壊を引き起こします。

入れ歯装着写真

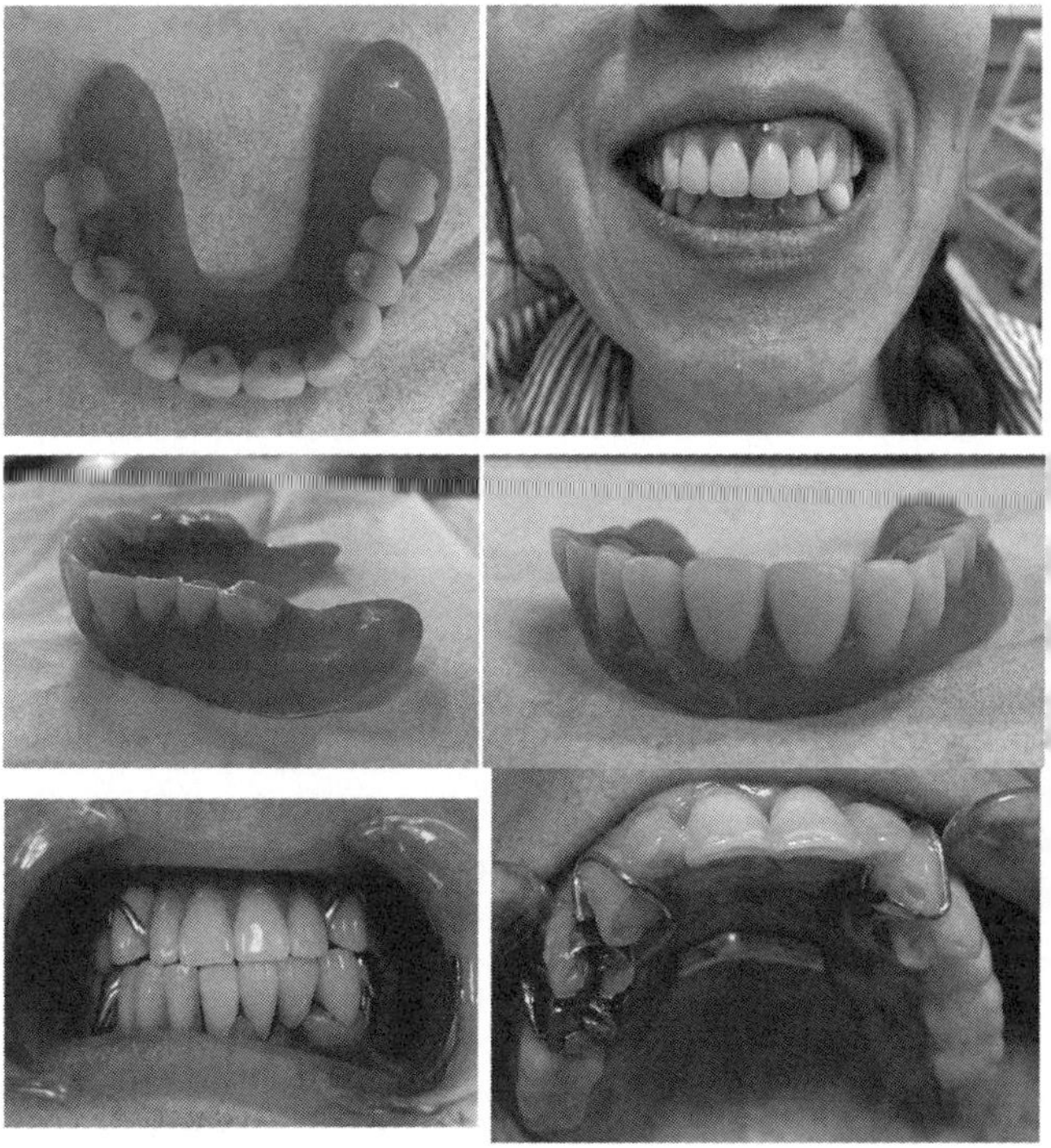

またクラスプ周囲は歯垢が停滞し虫歯が進行しやすくなります。
それだけではなく部分入れ歯を入れていても
咀嚼を入れ歯で行わず残存歯で行っていることが多くあります。
その際は残存歯に過剰な負担がかかります。
基本的には咀嚼の過重負担は大臼歯咬合が大切です。
大臼歯咬合がない場合は、
　出来る限り咀嚼過重負担を少なめに歯を使うのが大切です。

7 歯周病、歯垢や歯石

【歯垢・歯石写真】

歯垢や歯石の歯牙周囲への付着は、
　周囲組織の炎症を引き起こします。
炎症は歯槽骨破壊を起こします。
歯垢は基本的に歯ブラシで除去します。

歯垢・歯石写真

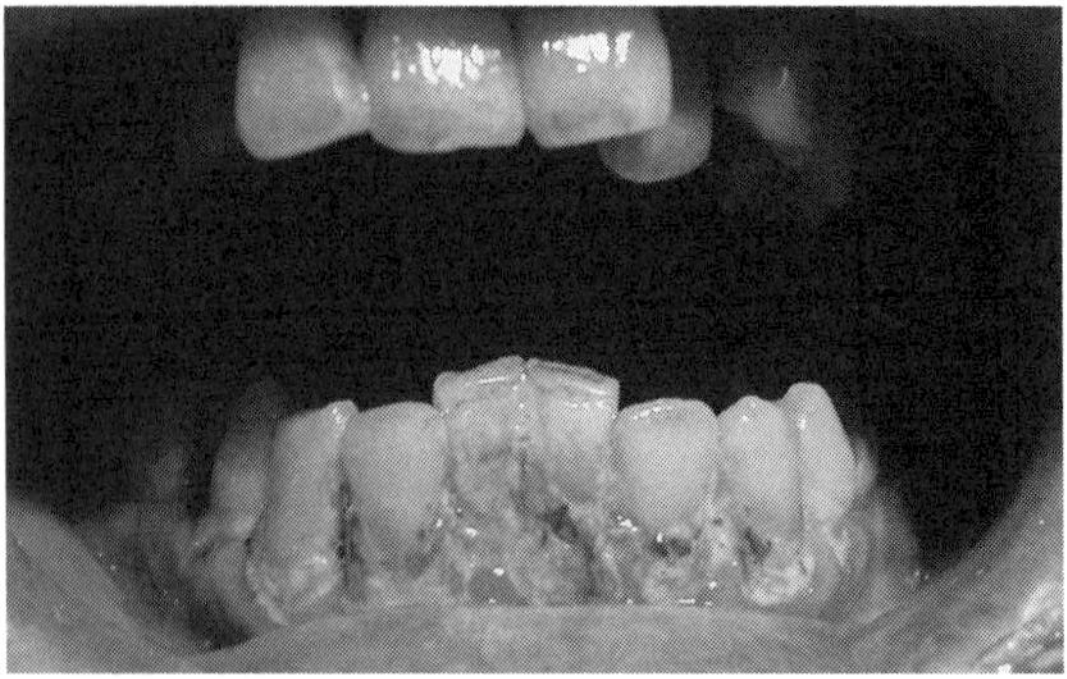

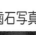

場合によってはデンタルフロス（糸ようじ）、歯間ブラシが必要になります。
歯の形態や並び方は様々です。
個々に合った清掃方法を専門の歯科衛生士とともに習熟していくことが大切です。

8 根尖病巣（骨破壊）の放置

【骨破壊写真1】、【骨破壊写真2】

根尖病巣は歯根周囲の骨破壊像です。
もちろん外から確認することができません。
定期的な歯科検診においてレントゲンによって発見されます。
根尖病巣の原因が根管治療時の老廃物の残存からくるものである場合は、
再度根管治療をします。
しかしながら原因が歯根の亀裂や破折などの場合は抜歯になります。
根尖病巣を放置した場合、骨破壊は周囲に広がっていきます。
そうなる前に何らかの治療が必要になります。

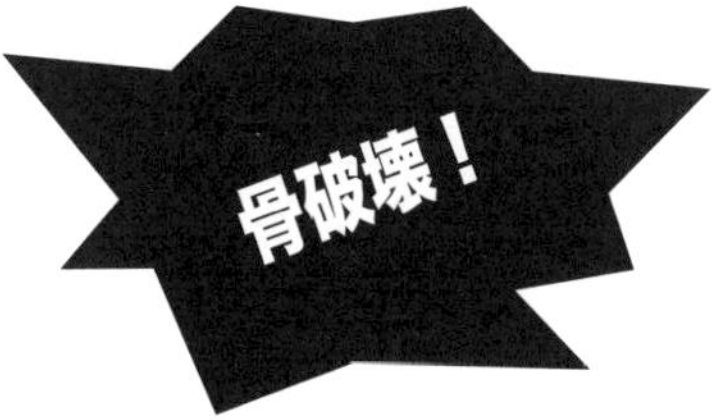

骨破壊写真１

根尖病巣

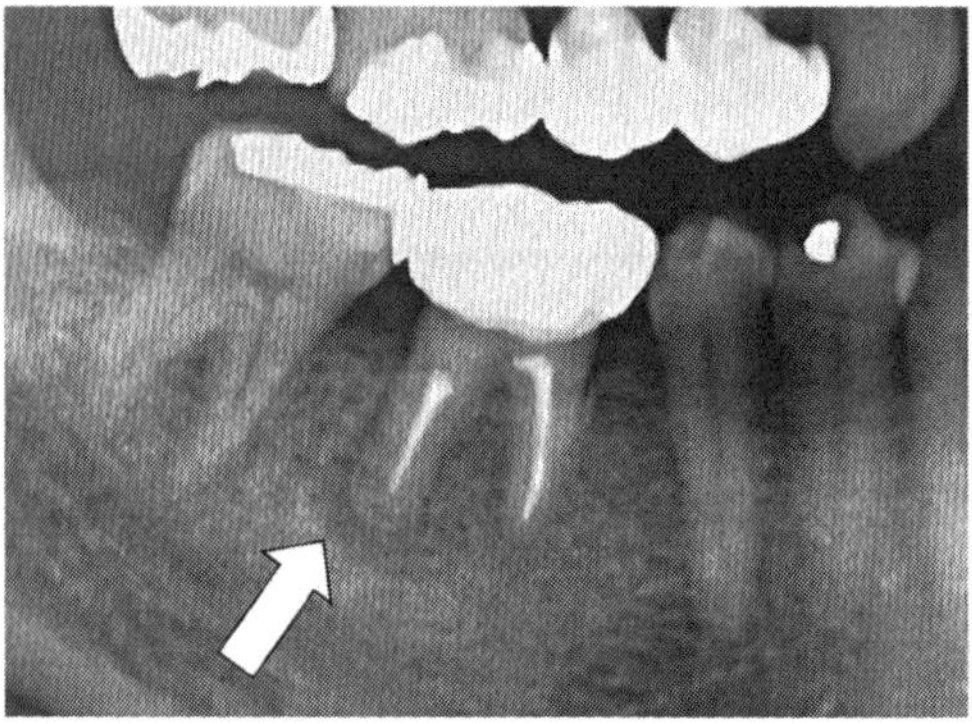

根尖病巣は時間と
共に重症化していく。

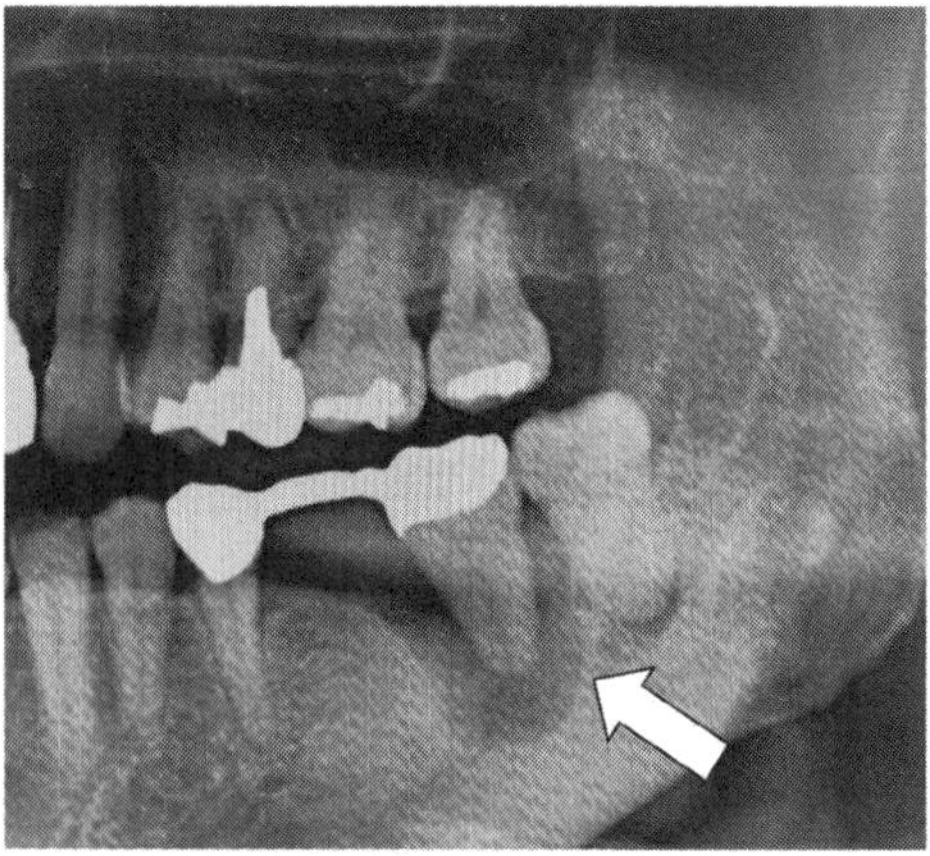

骨破壊写真
（重症化）

骨破壊写真2

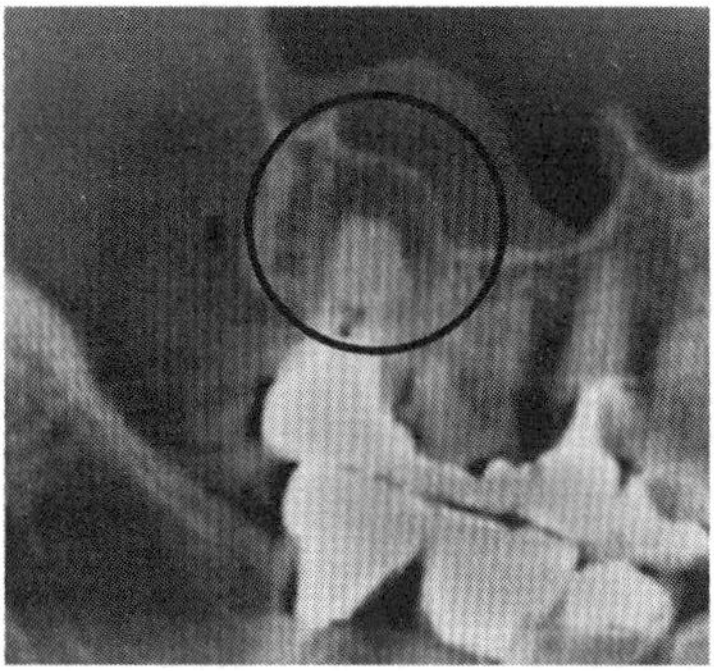

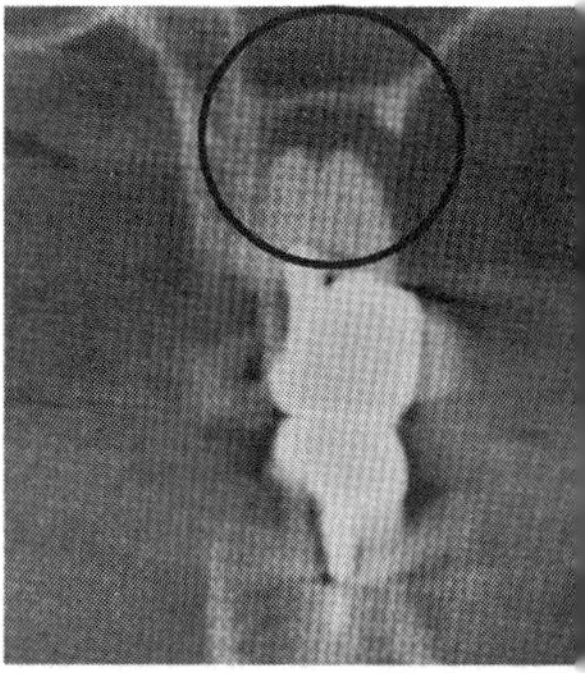

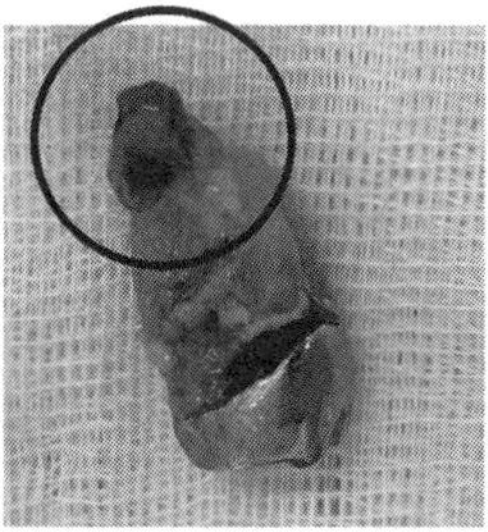

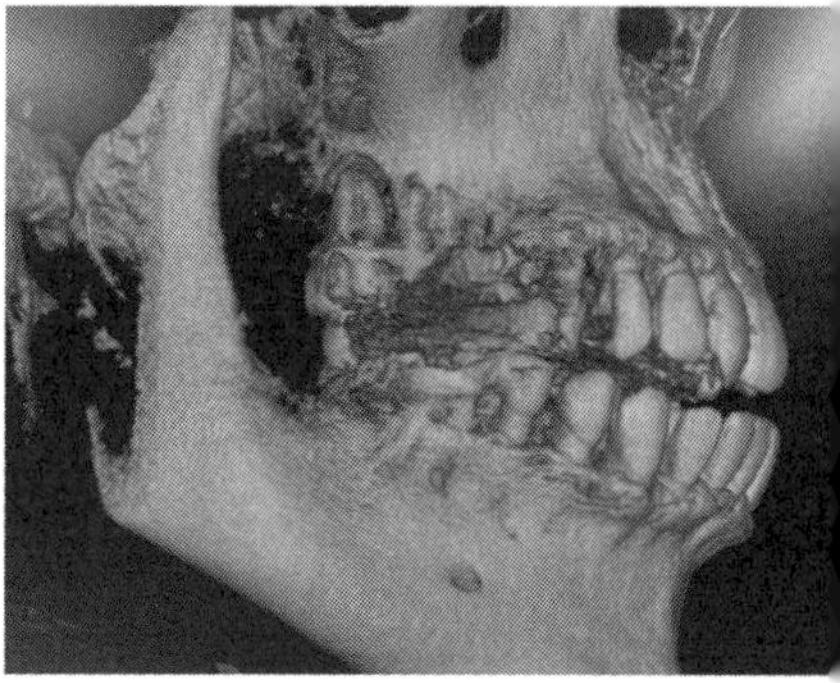

根尖病巣骨破壊

骨破壊部分には「肉芽」と言う組織で満たされている。
これは咬合荷重で圧迫されると痛みで感じます。
時間と共に骨破壊範囲を広げていくと同時に肉芽も大きくなっていきます。

9 半埋伏の親不知　親不知の抜歯

親不知は人によって萌出してくる人とこない人がいます。
完全に埋伏している場合は問題ないのですが、
　少しでも顔を出した場合（半埋伏）、歯垢の停滞が起こり虫歯をつくります。
親不知だけが虫歯になれば良いのですが、
　大抵の場合、手前の第二大臼歯にも虫歯を作ります。
その際、第二大臼歯の虫歯は歯根の深いところになります。
大抵の場合、親知らずの放置のために
　手前の第二大臼歯の抜髄になることが多くあります。
そうならないためには少しでも親不知が顔を出した場合は
口腔外科で抜歯することが大切です。

【親知らず抜歯】

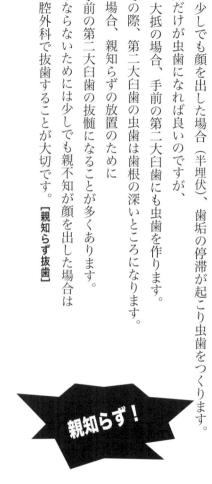

親知らず抜歯

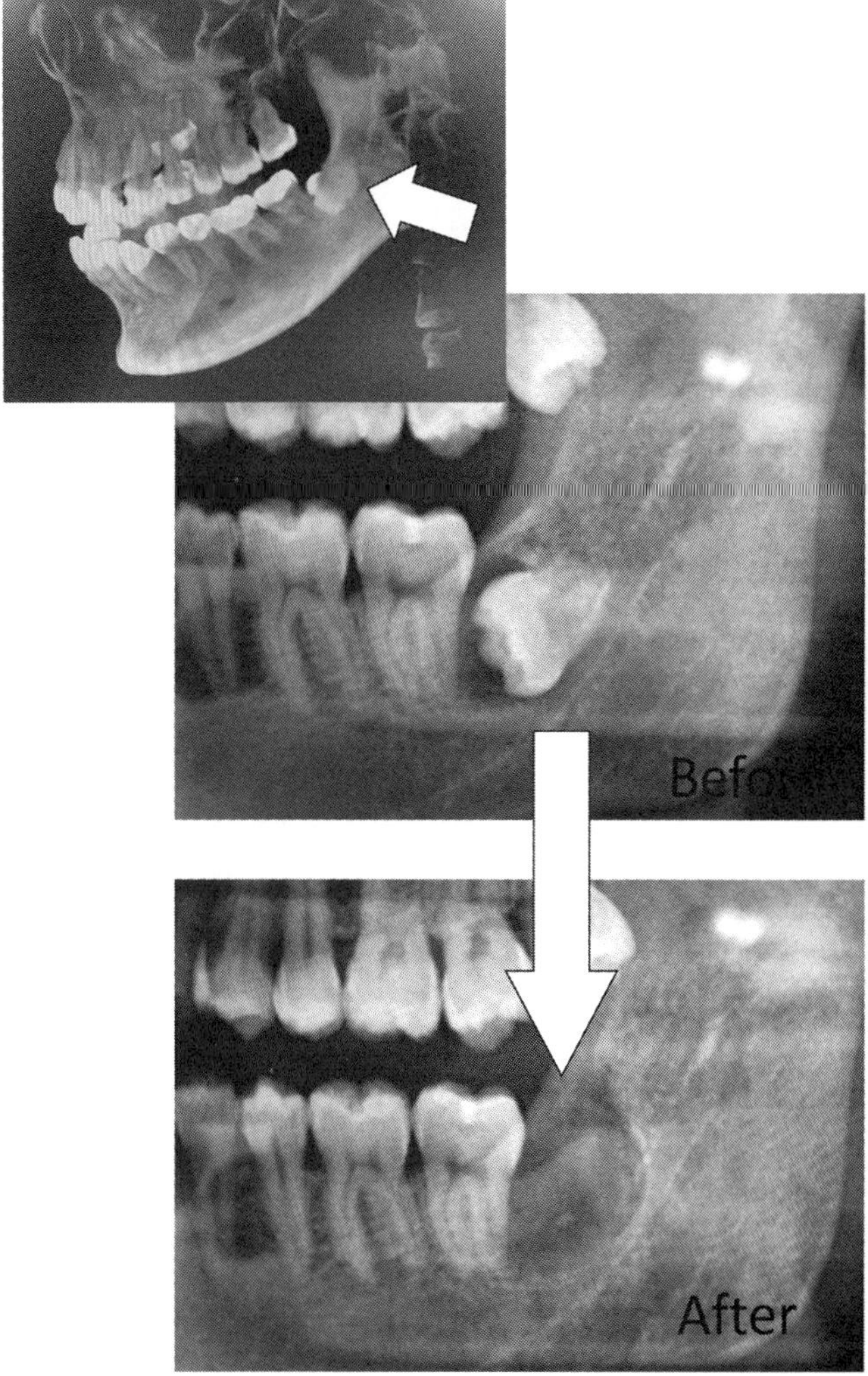

❻章

根尖病巣ができる原理

【根尖病巣写真、90・91頁】

しばしば神経除去（抜髄）をした歯が痛くなる事があります。

そこで歯医者に行ったら

「歯根の先に膿みがあります。歯根の治療をしましょう」

と言われて歯医者に通っている人は多いと思います。

歯医者に行くと根管治療と言って、

歯根の中の根管（神経や動静脈があったところ）を消毒します。

数回来院して消毒をして痛みや出血がなくなった後、
　根管の中にガッタパーチャ（樹脂）を充填して終了します。
そして土台を立てて金属の冠（クラウン）をかぶせて終了します。
毎日歯磨きしても根尖病巣はできます。
一般的に神経を取った後、
　根尖に神経を取ったときの老廃物が蓄積しそれが膿みになると言われています。

根尖病巣は最終的に根尖を包み込むように大きくなり、
　嚢胞（膿みの入った袋状の歯肉）をつくります。
嚢胞は歯根の半分以上をより大きくなった段階で抜歯の適応になります。
嚢胞は疲労や過労などで免疫が低くなった時に増大します。
抜髄をした後、様々な生活環境の中で少しずつ大きくなっていきます。
嚢胞は骨破壊を引き起こし歯の咬合力に対する耐久力を失います。
そして痛みになり抜歯になります。

嚢胞が大きくなる原因は一つではありません。
嚢胞は組織の中の異物に対する防御反応です。
嚢胞があるところは異物の侵入があったということになります。
ではその侵入経路はどこかと言うと歯根の亀裂や破折です。
抜歯をした歯は時間とともに硬くもろくなっていきます。
そこに毎日の咬合力が加わることによって亀裂を生じます。
その先で破折になります。

口腔内の雑菌が亀裂を伝わって根尖に侵入し病巣を生じます。
根尖で病巣は増大し骨破壊を引き起こします。

【破折による抜歯写真】

この亀裂や破折により作られた病巣の場合、
　一般の歯科治療で行う根管治療では治すことができません。
また亀裂や破折は直視することが難しく、レントゲンで確認することも困難です。
抜歯して歯根を見て初めて亀裂や破折とわかることもあります。

歯の膿み！

破析による抜歯

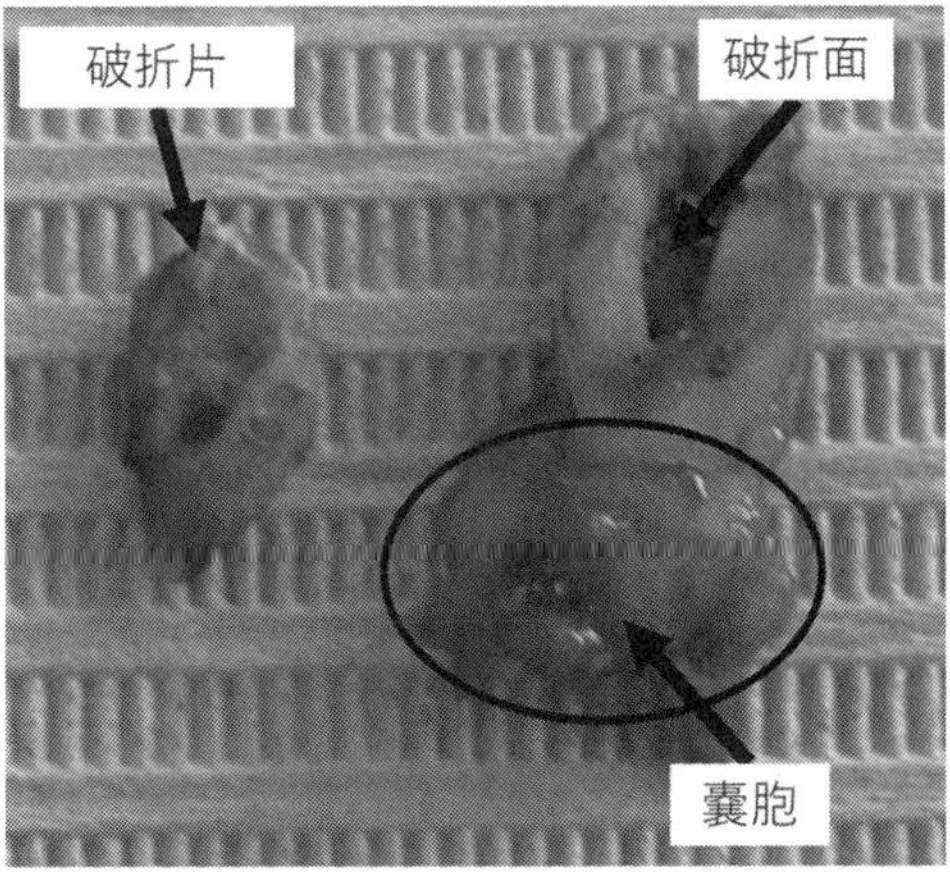

破折写真
亀裂に沿って嚢胞が形成される
嚢胞ができた部位は骨破壊されている。

抜髄した歯はこれまでの経験上ですが、

抜髄後10年前後で亀裂が入るようです。

治療方法としては抜歯になります。

ではこの亀裂や破折を防ぐ方法はどうすれば良いかというと、

残念ながらそれを防ぐ手段はありません。

歯は歯髄を除去することにより組織液の循環を失います。

歯はリン酸カルシウムから構成される鉱物です。

抜髄によって循環を失った歯は時間とともに硬くもろくなっていきます。

そこで生じた亀裂や破折に対しては抜歯しかありません。

もしこの亀裂や破裂を防ぐ方法があるとすれば、

虫歯の進行を神経まで及ばせないこと、

つまり痛みが出る前が大切です。

通常の治療では悲しいことに失った歯に対して

周囲の歯を抜髄してブリッジを作ります。

ブリッジの支台にする為に抜髄された歯は、

同様に数年後、亀裂や破折を起こして抜歯になります。

この負の連鎖を止めるためには、永久歯が生え揃った時点で、

少しでも虫歯を発症させないのが大切ということになります。

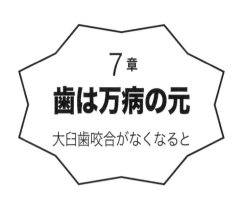

7章
歯は万病の元
大臼歯咬合がなくなると

普段の生活でほとんどの人が虫歯に注意しています。
しかしながら様々な原因で虫歯ができます。
　虫歯を治療した歯は、
　将来的に抜歯になる可能性が高いです。

歯を一本や二本失ったとしても、
特に生活に困る事はありません。
しかしながらそれは大臼歯咬合がある場合です。

【大臼歯咬合】

歯は前歯と奥歯に大別されます。
前歯は切歯と言われ、食物を噛み切るために使われます。
奥歯の臼歯はその名の通り、
　食物をすりつぶすために使います。

大臼歯咬合

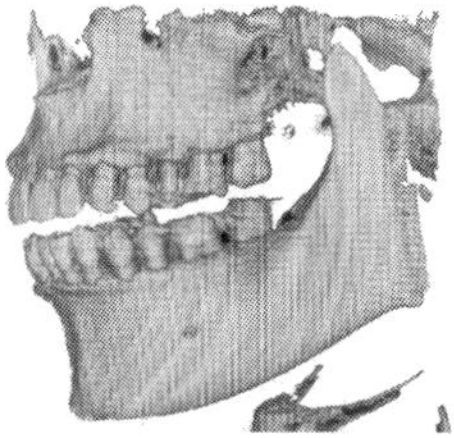

失った大臼歯咬合　　筋突起の突き上げ

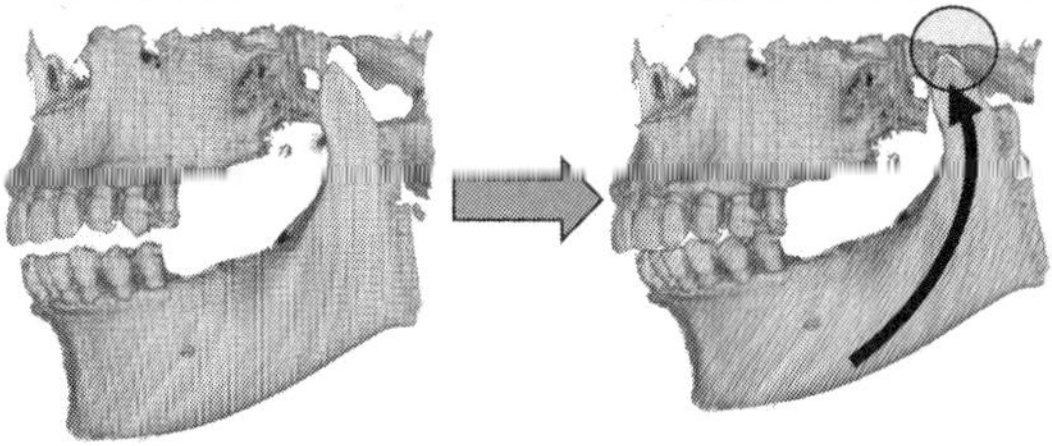

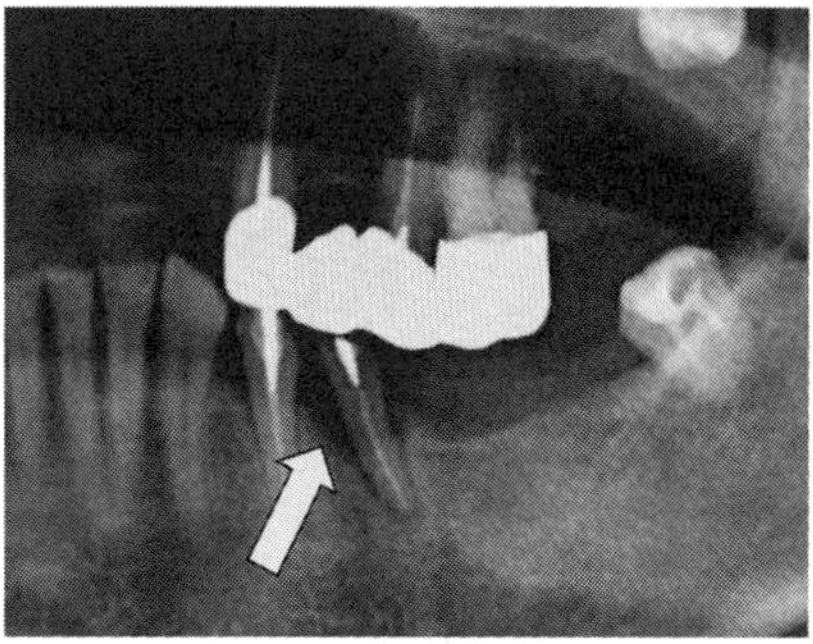

過剰荷重による歯槽骨破壊

成人の顎の力は強く、咬合力は70キロから80キロ位またはそれ以上あります。
奥歯の臼歯はその咬合力で食べ物をすり潰します。
奥歯の臼歯はその強い力に耐えるために、多数根で高強度の構造をしています。

それに比べて前歯は食べ物を噛み切るためにあり強度は臼歯ほどありません。

大臼歯咬合がなくなると強い咬合荷重は前歯にきます。

前歯は臼歯ほど耐咬合力がありません。
前歯を咀嚼のために使うと、
本来の強度に対して過剰な力がかかり歯槽骨破壊がおこります。

その結果、しっかり咀嚼しようとする人は歯槽骨破壊をおこして歯を失います。
また無理に力を込めない人は咀嚼不良がおきます。

どちらにしても**大臼歯咬合がなくなった場合、咀嚼不良がおきます。**

大事な奥歯！

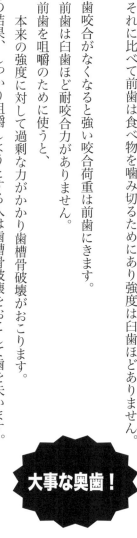

一般的な治療において大臼歯を失った場合、部分入れ歯を入れます。
しかし部分入れ歯で、もともとの大臼歯と同じような咀嚼効率はありません。

また入れ歯は構造上、歯肉の上にあり強く噛むと痛みがでます。
そのためにしっかりした咀嚼をするためには、
残った自分の前歯を使って咀嚼する人がほとんどです。

当然、食物は咀嚼不良のまま消化管に入っていきます。
咀嚼不良の食べ物は、食道、胃、小腸大腸を傷つけ潰瘍やポリープを作ることがあります。
場合によっては消化器系の癌の誘発要因になります。

また**大臼歯咬合のない方はある方と比較して、**
認知症や脳梗塞の発症率が高くなります。

それだけではなく大臼歯咬合のない方は食材を選びます。
本来、食生活において一日30品目が目標とされているところ、
食材の偏りが起こります。
食材は体を作る材料です。
偏った材料では健全な体を維持することが難しくなり、
当然老化や衰えが進みやすくなります。

大臼歯咬合を失うことは、
健康を支えている栄養供給の入り口が狭窄することです。

健康寿命を長く保つためには、しっかりした栄養供給が必要になります。
そのためには栄養吸収のためにしっかり咀嚼できる大臼歯咬合が大切です。
また大臼歯咬合を失ってしまった人は、
治療において咀嚼力回復を目的とした治療をすることが大切です。

8章
老化現象

人間は幼少期から青年期、そして壮年期から老年期。

人は生まれてから成長、そして青年期から壮年期で活動し、
そして老年期から死へ向かいます。
幼少期から青年期に向かう中で体が大きく成長します。
知性、そして筋肉や生殖型の発達など
いわゆる大人の体になっていきます。
様々な活動ができる青年期。
その先で三〇代後半から衰えが始まります。
肌のしなやかさはなくなり、筋肉の衰え。
物忘れ、老眼、など老人の体へ変化してきます。

人は生まれてから成長し、
青年期で活動しその先の老年期で死へ向かいます。

この流れは変えられないというのが普通です。
しかしながら青年期から老年期に向かうまでには個人差があります。
40歳代、50歳代でも老けてる人がいます。
反対に60歳代、70歳代でも若い人がいます。
この違いはどこから来るのか。
若さを維持するのは不可能なのか。
誰もが若い体のままでいたいと思います。

高齢者は20歳代、30歳代の頃と比較して体力、気力が落ちる世代を言います。
（ここでは心と体を指します。）

1 身体について

30歳代までは一週間何もしなくても、一週間のトレーニングで筋肉が元に戻ります。
50歳代を超えると一週間に対して、元に戻すのに三ヶ月程度かかります。
60歳代では半年、それ以上では元に戻らないこともあります。

高齢になればなるほど回復力や再生力が減退します。
筋力を維持、向上を目指しトレーニングをするにも、
高齢者には腱が硬くなる「拘縮」*というのがあります。

一度硬くなった腱は、ほぼ元に戻すことができないと思ってください。
その拘縮が運動の妨げになります。

健康寿命を維持するには体力を落とさないように努めるのが大切です。
目標として、一日7000歩行が挙げられます。

【*拘縮とは】

関節包や靭帯を含めた関節周辺の組織が、なんらかの原因によって収縮して、他動運動が制限された状態をいう。関節面そのものに変化が生じて、そのために関節相対面が癒着するなどのために、関節が他動的に動かなくなる状態は強直 ankylosis といって、拘縮とは区別される。拘縮は皮膚、筋、筋膜、腱などの変化によって起るもので、関節面の変化はないことから通常、可逆的で刺激などの原因がなくなれば弛緩して永続的な障害は残さない。しかし、拘縮状態が長期間続いて患部が固定されると、関節周囲組織に次第に線維化が進み、元の状態に戻らなくなることがある。

2 精神について

人の脳は刺激がないと衰えます。

人との関わり合いの有無も精神の衰えの原因になります。

基本的に友人や趣味を作ることが大切です。

それ以外でしたら身内と同居するのも一つの方法です

これは脳の働きはコミュニケーションがないと衰えていく為です。

3 身体を支える三要素

① 歯（栄養）

体力と精神、これらを支えている基盤は安定した食生活です。
その食生活を支えるのは咀嚼です。
すべての高齢者に当てはまるわけではありませんが、
　　ほとんどの高齢者に歯の欠損があります。
　その欠損の程度によって、咀嚼効率が変わります。
欠損が少なく咀嚼効率が優れていればいるほど、
　胃や腸等の消化管での栄養吸収効率が安定します。
逆に欠損の数が多く咀嚼効率が悪ければ悪いほど栄養吸収効率が下がります。
多数歯欠損は保健医療制度で義歯になります。

部分入れ歯、総入れ歯では残存歯数にもよりますが、
30〜50％の咀嚼効率しかありません。
仮に部分入れ歯を入れたとしても
残っている天然歯で噛んでいるのがほとんどです。
基本的に大臼歯咬合がなくなってから歯の喪失サイクルが加速します。

義歯は食材を選びます。
それによって食生活が柔らかいものに偏っていきます。
食材は体を作る材料になります。

良い肉体を作るには様々な栄養を様々な食材から取るのが大切です。
偏りをなくす為には
食べられない食材の栄養素をサプリメントで取るか、
ジューサーなどで粉砕して食べる必要があります。

高齢者には
身体の健康、精神の健康、
そしてそれを支える咀嚼の健康が必要です。
老化現象の原因の一つとして咀嚼不良が挙げられます。

②肺（酸素）

【肺の老化】

人の生命活動は呼吸によって維持されています。
呼吸により肺で酸素を吸収し血管内の血液に供給します。
また血液中の二酸化炭素を放出します。
血液内の酸素は、すべての臓器に供給されて活動のエネルギーになります。
すべての臓器の活動はその酸素供給量で決まっています。
例えば食後に眠たくなるのは、
胃や腸などの消化器系臓器に血流が集中するからです。
例えば酸素の薄い標高の高い場所で走ったりすると

息切れするなど活動量が少なくなります。

高齢になると階段で息切れしたりします。

また疲れが取れにくかったり回復力が落ちたりもします。

これは酸素の吸収量が青年期に比べ少なくなっている為と思われます。

人間の肺は、加齢とともに劣化します。

加齢とは違いますが、アスベストの被害者の肺は酸素の吸収量が少なくなります。

また結核に侵された人の肺も後遺症として酸素の吸収量が少なくなります。

最近では、コロナウィルス感染により肺の酸素吸収量が少なくなり

死亡することもあります。

これは酸素を吸収する健康な肺の細胞が少なくなったためです。

人の酸素吸収量は肺の健康な細胞の面積で決まります。

加齢とともに人間の肺は、詰まったエアコンのフィルターのように

健康な細胞の面積が少なくなります。

【体内酸素が少なくなる動作】

老化現象の原因の一つとして肺の劣化による吸収酸素量の減少が挙げられます。

肺の老化

肺は酸素、二酸化炭素
交換をしています。
酸素は筋肉の燃料です。

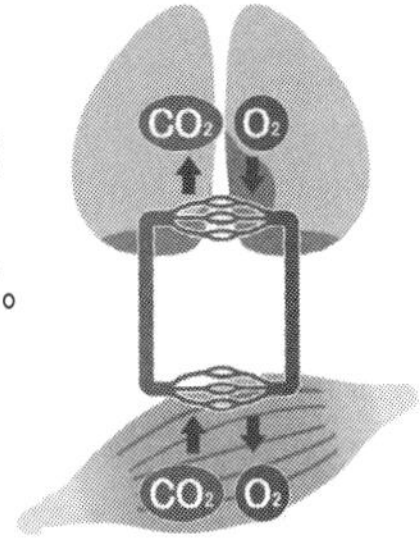

体内酸素が少なくなると
筋肉は活動停止します。
脳の酸素がなくなると
意識不明になります。

健康な肺

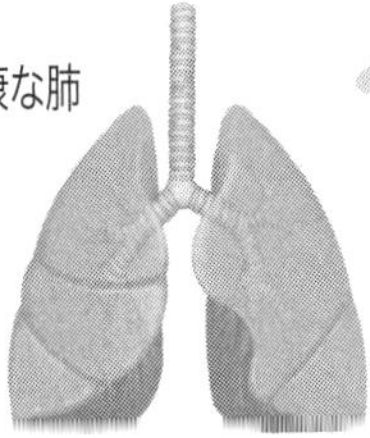

健康な肺は、酸素交換 100%

老化肺

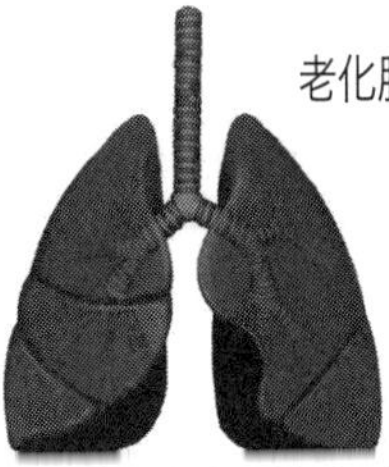

老化肺は酸素交換率が
低くなります。

体内酸素が少なくなる動作

上肢挙上動作

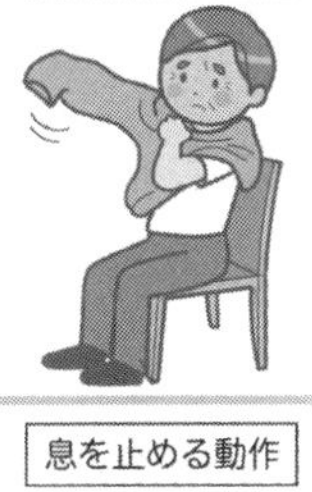

腹部圧迫動作

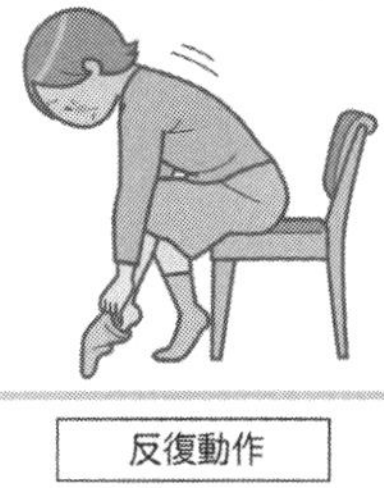

息を止める動作

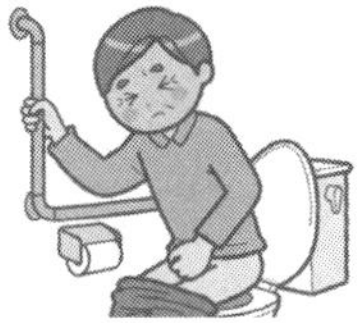

反復動作

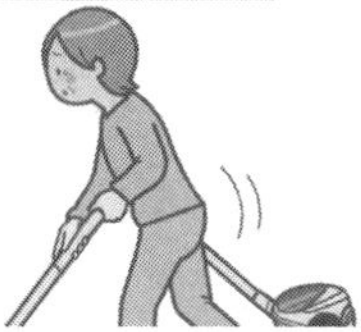

③ 血流（供給）

栄養も酸素も血液から全ての臓器に供給されます。
血液は心臓の活動により血管内を通って循環します。
その際に臓器の老廃物も肝臓や腎臓などの排出器官に運搬します。
血流は血栓や動脈硬化などにより滞ることがあります。

血流が滞ると臓器の劣化が起こります。
それが心臓や脳などで起こると死に至ることもあります。
老化現象の１つとして肥満や成人病などで血流が悪くなることが挙げられます。

４ 老化現象（フレイル）を遅らせるには

【全身のフレイル】

加齢とともに心や体が徐々に弱り、
病気になりやすくなり、
要介護状態に近づいていく途中の状態を
フレイルといいます。

全身のフレイル

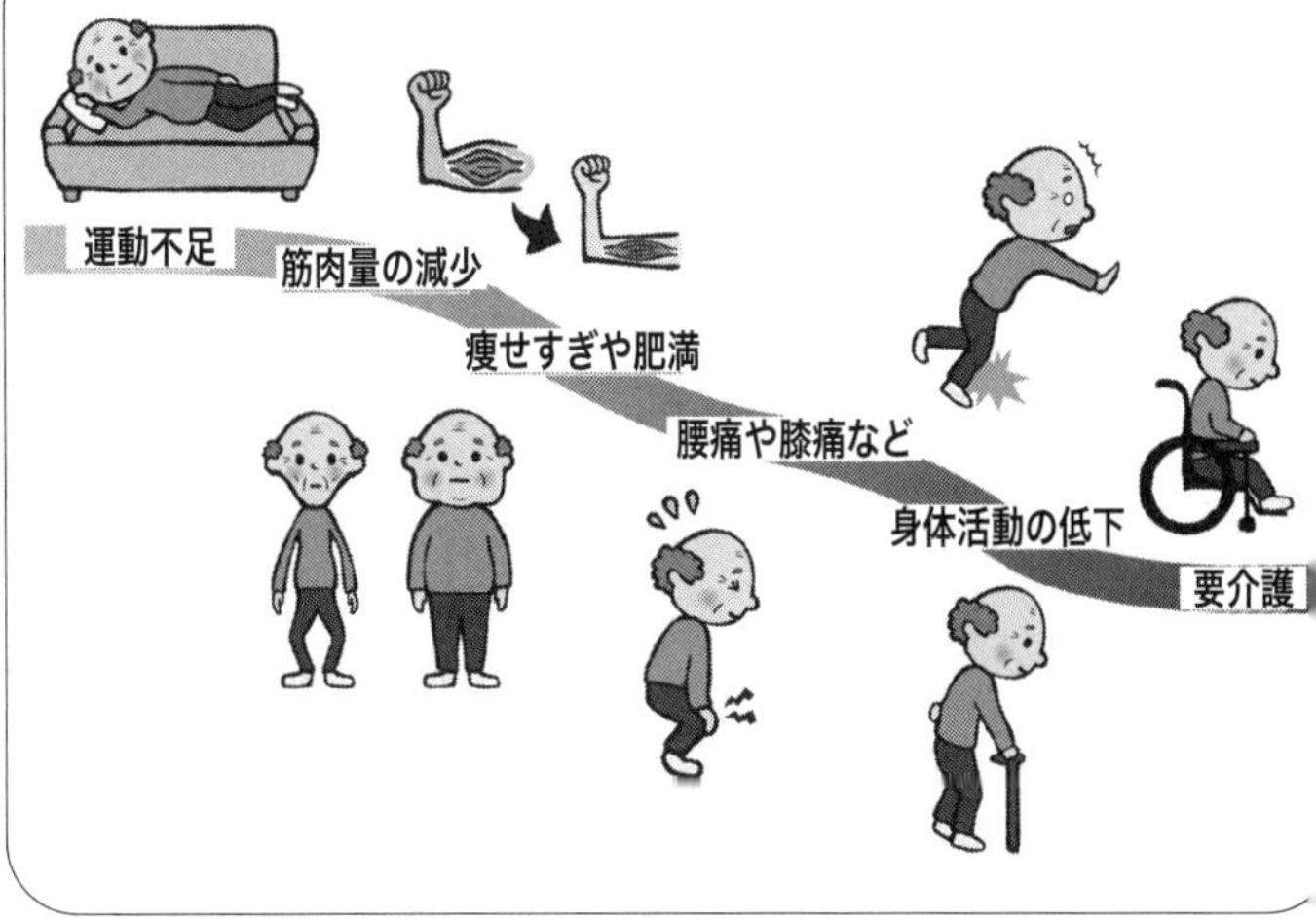
運動不足
筋肉量の減少
痩せすぎや肥満
腰痛や膝痛など
身体活動の低下
要介護

心身機能のフレイル

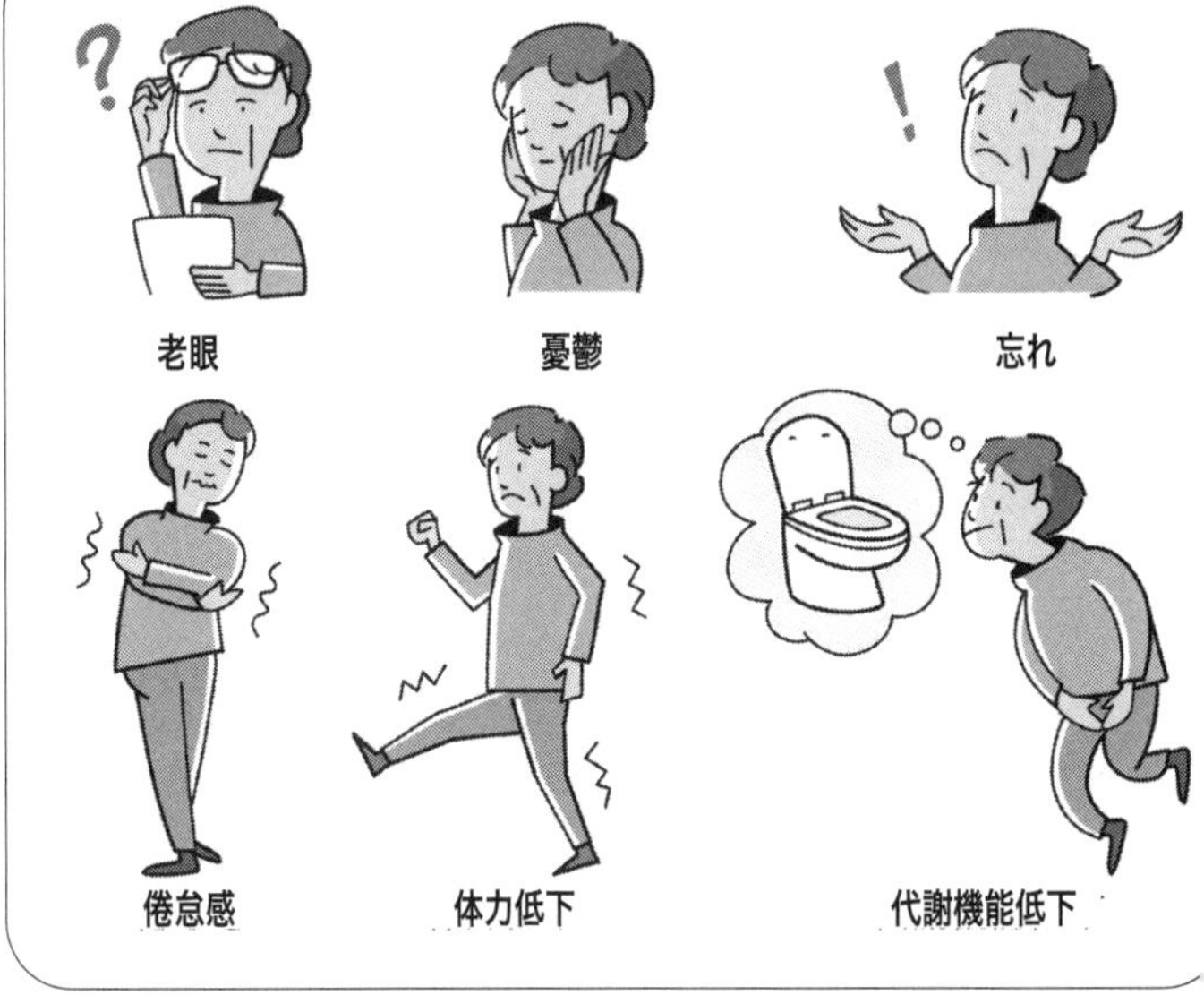
老眼
憂鬱
忘れ
倦怠感
体力低下
代謝機能低下

フレイルには筋肉や筋力の低下による身体的フレイル、精神的な疲れや認知機能の低下を示す心理的フレイル、**【心身機能のフレイル】**引きこもりや孤食など社会との関わり合いが低下していく**社会的フレイル**があります。

老化現象は、栄養吸収、酸素吸収量、血流による供給によって決まります。老化が早い人、遅い人の違いはこれらによって決められていると思われます。それらの状態を向上することが、老化を遅らせる決め手になると思われます。

①栄養供給に対しては、歯の欠損から劣化します。

それを欠損から始まる老化現象を防ぐにはインプラント治療が挙げられます。インプラント治療は、咀嚼効率を100％では無いものの80％以上機能回復ができます。また残存歯の過重負担軽減になり安定した咀嚼効率になります。義歯と比較して硬い、軟らかいにかかわらず食材を摂取できるようになります。

社会的フレイル

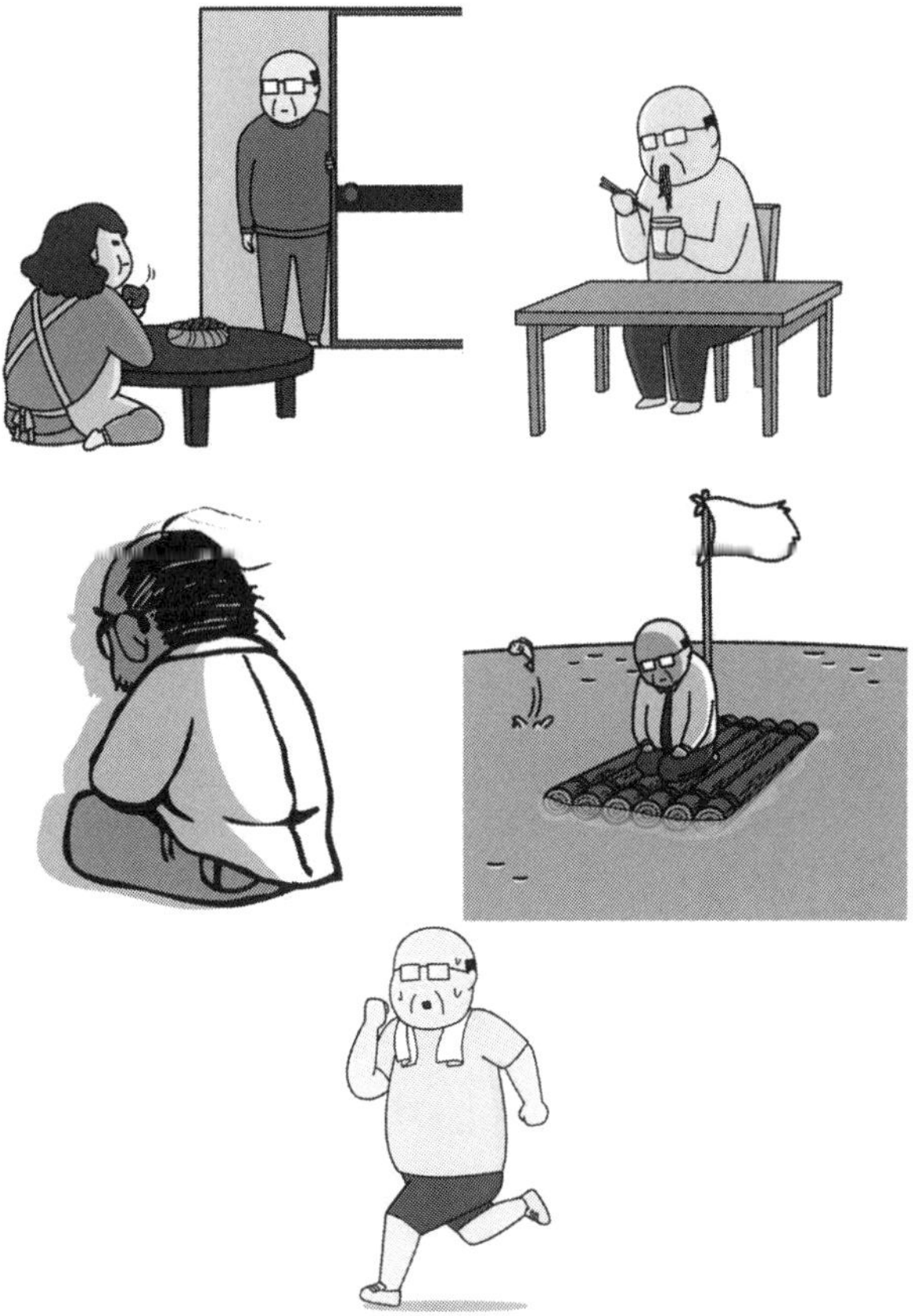

②肺による酸素吸収量ですが、劣化した肺を元に戻す事は困難です。
肺による酸素、二酸化炭素交換は濃度勾配によって行われています。
普段から深呼吸をすることにより、肺の中の酸素濃度を上げます。
それによって血中酸素濃度を高くすることができます。
それとは異なりますが酸素濃縮器を使って
　大気よりも高濃度の酸素を吸うことも有効になります。

③血流に対してはまず肥満や成人病を解消するところから始まります。
　食事療法や普段の運動など努力が必要になります。
温泉療法やマッサージなど部分的に血流を向上させる方法もあります。
健全なる肉体に健全な魂は宿ると言う言葉がありますが、
　まさしくその通りであります。

老化現象を遅らせるには、栄養吸収、酸素吸収量、血流の三つの要素が大切です。

5 オーラルフレイル

フレイルとは、
加齢とともに体や心が弱ることにより要介護状態に近づいていく状態をいいます。

フレイルは身体的、心理的、社会的に大別されます。
それぞれ筋肉や体力の低下を身体的フレイル。
精神的な衰えや認知機能の低下を心理的フレイル。【心身機能のフレイル】
引きこもりや孤独な状態などを社会的フレイルといいます。【社会的フレイル】

全身のフレイルに対してオーラルフレイルは、
加齢とともに口腔の機能が低下していく過程をいいます。【オーラルフレイル】

口腔は食べる、咀嚼する、飲み込むなど栄養吸収の入り口です。
その機能が低下することにより栄養不足になり、
全身のフレイル状態になり要介護へ向かっていきます。

オーラルフレイルは、四つの段階があります。

第1段階として　口の健康意識の低下が起こります。
これは日々の口腔内清掃などが身体機能の衰えとともに億劫（おっくう）になり、虫歯や歯周病が進行していきます。

第2段階として
咀嚼をせず飲み込むことが多くなったり、食べこぼしが増えたり、滑舌が悪くなる等、口のささいなトラブルがふえてくる状態をいいます。

第3段階として
咬合力の低下、唾液の分泌不良など口の機能低下等、食べることに障害が出てきます。

第4段階として
かめない、飲み込めない、食べられないなど食べる機能の障害から栄養不足になっていきます。

栄養不足は全身の健康に影響し、その後身体機能は著しく低下します。
そして要介護状態になっていきます。

要するに要介護の入り口は、口の健康状態から始まります。

オーラルフレイルの予防にはいくつかの努力が必要です。

第一としての口腔の衛生状態。

歯磨きは摂食時に必要なだけ行いましょう。
また入れ歯等の場合は、摂食の度に清掃をしましょう。
口は表情の中で目の次に見られる場所です。
口の中の状態は、常に見られても大丈夫な状態を維持する意識が必要です。

オーラルフレイル

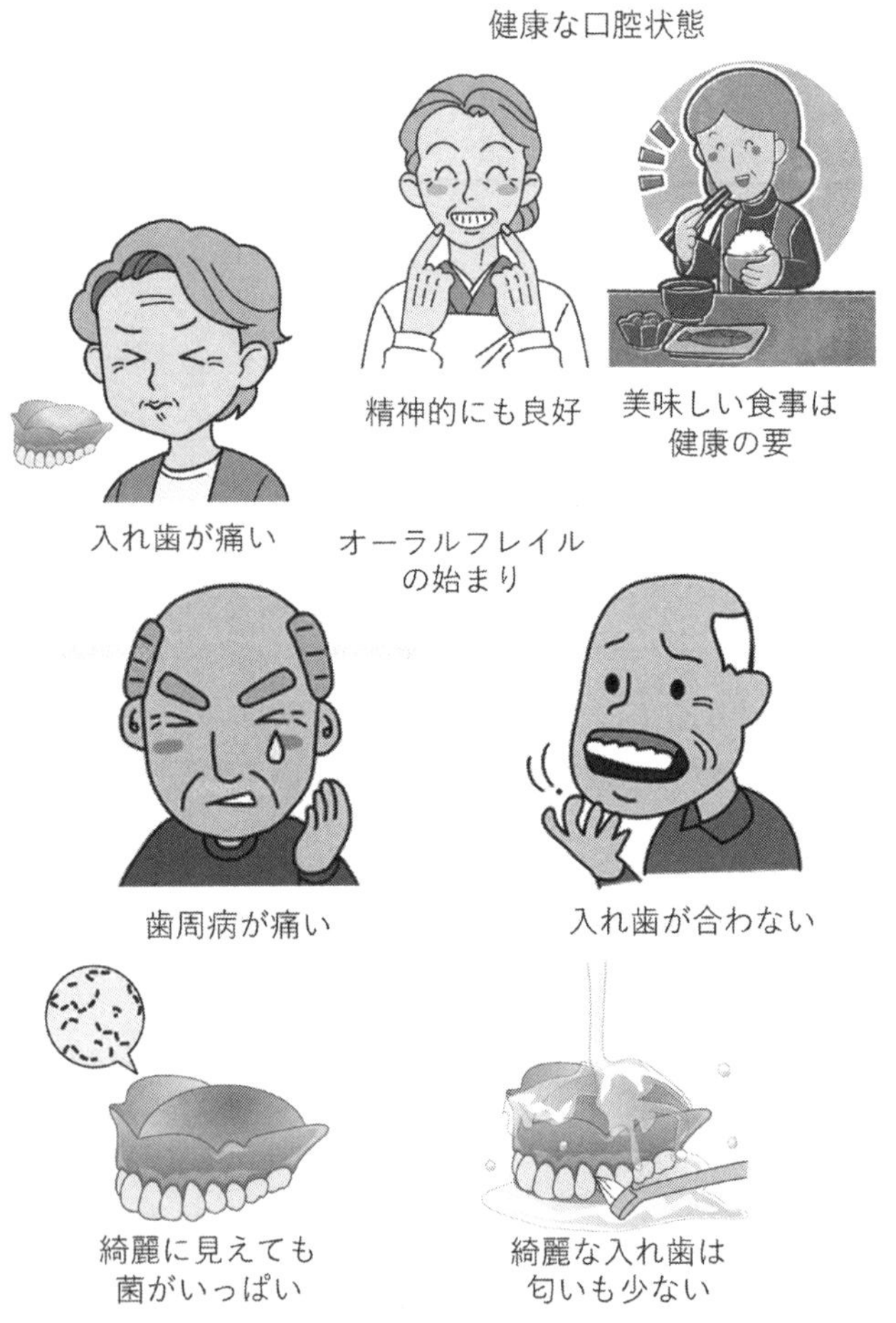
健康な口腔状態
精神的にも良好
美味しい食事は
健康の要
入れ歯が痛い
オーラルフレイル
の始まり
歯周病が痛い
入れ歯が合わない
綺麗に見えても
菌がいっぱい
綺麗な入れ歯は
匂いも少ない

第二として口の中の乾燥が挙げられます。
加齢とともに唾液腺は劣化します。
唾液分泌には刺激が必要です。
摂食時にはよく口を噛んで動かす。
また唾液腺のある頬のマッサージなども有効です。
それでも口の中に乾燥感を感じる場合は、
　歯科医院で相談し人工唾液などで補えます。

第三として加齢とともに滑舌が悪くなります。
それには舌や唇の運動が大切です。
コミュニケーションへの参加などで対話を増やすことも大切です。
またカラオケなども有効です。（コロナ禍でカラオケは要注意です。）
鏡などを見ながら口を大きく動かして表情を作るトレーニングをしましょう。

第四としてかかりつけの歯科医院でしっかりと口腔内の管理をしましょう。
それは自分に合った入れ歯、歯周病の管理などです。
良好な口腔状態は、次の咀嚼や嚥下機能につながります。

第五として舌の動きと咀嚼や嚥下機能が大切です。
それには摂食時に噛むことを意識して食事するのが必要です。
しかし入れ歯では、会話や咀嚼時に痛みが出たりします。
舌の可動域にも影響します。

入れ歯が苦手な場合、インプラントが最も優れた治療方法になります。
保険外の特別な治療になりますが、
機能回復に対して優れた使用方法を選択するのが大切です。

6 終わりに向けて

物の考え方ですが、衰えを受け入れるのもありだと思います。
しかしながらそれは不自由なことを
　肉体的にも、精神的にも受け止めることになります。
もちろん周りの手助けも必要になります。
周りに負担にならないためには、
　やはり自分自身で身体、精神の健康を維持するのが大切と思います。

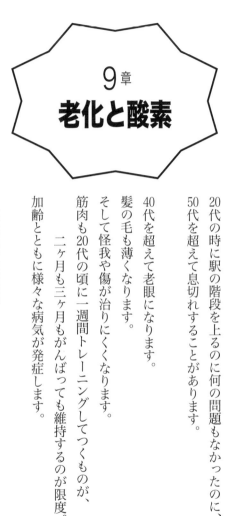

9章
老化と酸素

人間の肺は加齢とともに劣化していきます。

20代の時に駅の階段を上るのに何の問題もなかったのに、
50代を超えて息切れすることがあります。

40代を超えて老眼になります。
髪の毛も薄くなります。
そして怪我や傷が治りにくくなります。
筋肉も20代の頃に一週間トレーニングしてつくものが、
　二ケ月も三ケ月もがんばっても維持するのが限度。
加齢とともに様々な病気が発症します。

　高血圧や糖尿病。
心筋梗塞や脳梗塞。

歯を食い縛りたくても、歯が抜け落ち噛み締めることすらできません。
入れ歯になって食べたいものも食べられません。
栄養不良になり、体力が減少し多くのできていたことが、できなくなっていきます。

人は老化していきます。
老化現象は様々なストレスとなり心が病んでいく人もいます。
また老いを受け止める人もいます。

誰もがどこかで20代の頃の若さに戻りたいと思っている、
でも戻す方法がないのが現状です。

私が考える**老化現象の原因は酸素**です。

若い頃から老人になるまで普通に呼吸をしています。
高齢になればなるほど多少の息苦しさはありますが、
何ら気にかけることもなく生活するのが普通です。
コロナ肺炎の重症者の特徴で、高齢者と喫煙者ということがあります。
どちらも肺の機能が落ちている人です。
一言で肺の機能といってもピンとこないかもしれませんが、
肺は体の中の酸素と二酸化炭素の交換する大切な器官です。
20代の頃の肺と50代を超えた肺では、酸素・二酸化炭素交換効率が違います。
加齢とともに交換効率は低下し酸素の吸収量が減っていきます。
人が物事を考えるのにも酸素が必要です。
人が運動するにも酸素が必要です。
人が疲労回復するにも酸素が必要です。
人が怪我や異常など、回復するにも酸素が必要です。

心臓、腎臓、肝臓。
胃、小腸、大腸。
全ての臓器の活動にも酸素が使われます。
また免疫機構には酸素が重要です。
酸素は体の中のすべての器官、臓器に使われます。

【酸素は全ての臓器で使われる】

これら全ての生命活動に酸素が必要です。
ところが加齢とともに吸収できる酸素量が減っています。
少なくなった酸素をすべての生命活動器官で、奪い合っているのが現状です。
ところが生命活動において重要な器官から酸素を消費しています。
その他の器官には少ない酸素で生活活動をさせています。
酸素量が少ない器官から老廃物が増え、老化が進行していきます。
若い頃にはいっぱい食べられた食事も高齢になると消化ができなくなります。
若い頃には思いっきり走れたことも歳をとってはできなくなります。

酸素は全ての臓器で使われる

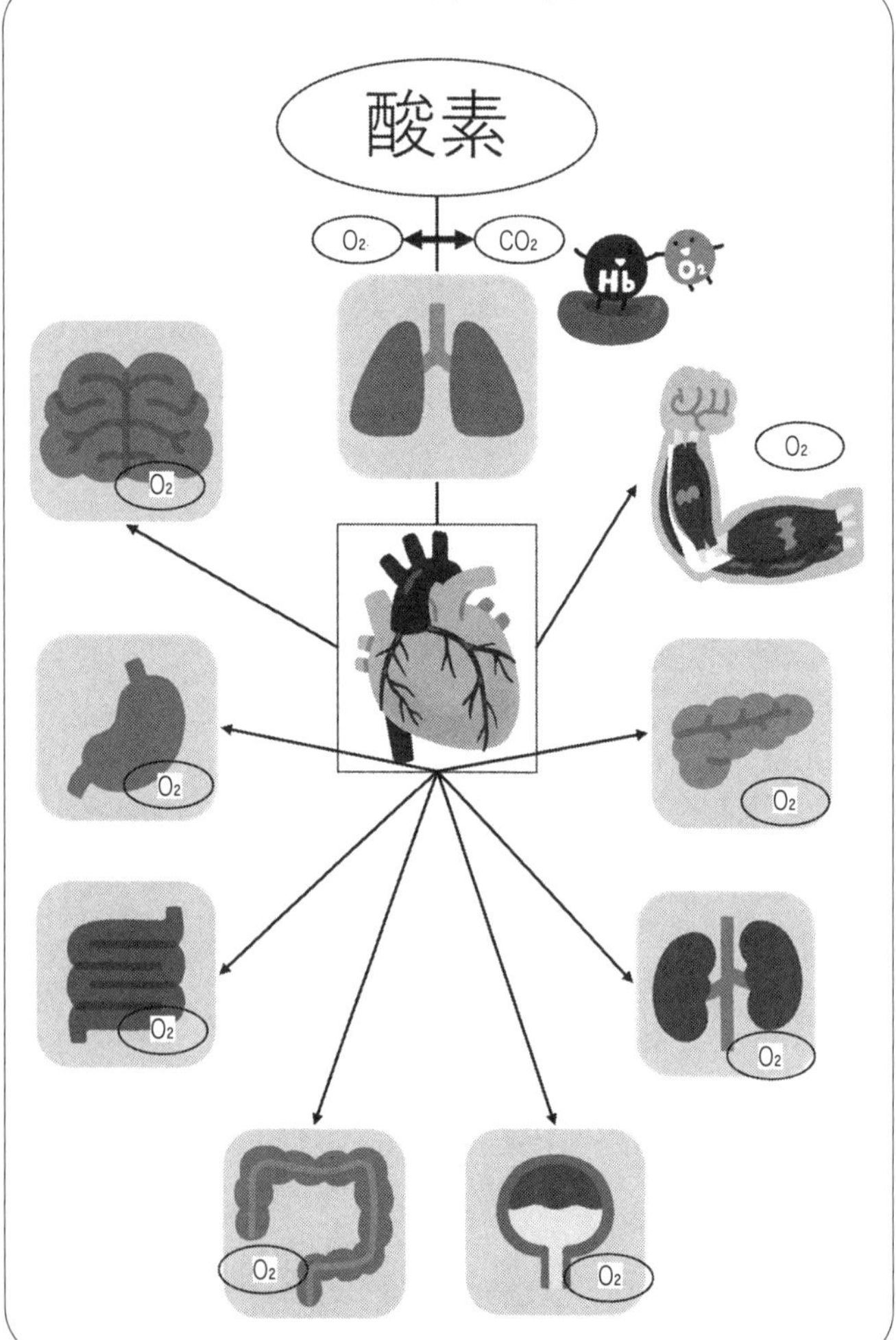

人の老化現象、成人病等は
　臓器の酸素不足からくる活動不良で起こっているのではないでしょうか……。
かつて黄熱病の研究者である野口英世博士は
「すべての病気は、酸素の欠乏症である。」と言いました。

【著名医学者の酸素に関する語録・格言】

そこで私は考えました。自分を使って実験をしました。
普段の生活の中で十分な酸素を取り込んだら体にどんな変化が起こるのか？
実際、酸素濃縮器を用意し、1回30分、朝晩に酸素を吸いました。
濃縮器から出てくる酸素は、
　大気中がおよそ20％に対して5％ほど高い25％の濃度でした。
初めてやった時、目から上の頭部にスッキリした感じがありました。
一週間位ではそのくらいの変化しかありませんでしたが、
　二週間目位から体重が減少してきました。

著名医学者の酸素に関する語録・格言

■野口英世（医学博士）「家が貧しくても、体が不自由でも、決して失望してはいけない。人の一生の幸 も災いも、自分から作るもの。周りの人間も、周りの状況も、自分から作り出し た影と知るべきである」「全ての病気の原因は酸素欠乏症である。」

■ヘンダーソン博士（コロンビア大学教授）「ガンは一酸化炭素の中毒が原因である」

■オット・ワールド（ドイツ・ノーベル医学賞受賞）「ガンの原因は酸素の不足による」

■ワール・ブルグ（ドイツ・ノーベル医学賞受賞）「ガンの発生原因は酸素の欠乏症による」

■浅野牧茂（国立公衆衛生院室長）「酸素は血行をよくする働きがあり、動脈硬化を予防する。」

■菊池長徳（東京女子医科大学助教授）「高血圧の予防と改善に酸素は著しい効果がある。」

■谷本晋一（虎ノ門病院・呼吸器科部長）「喘息や疲労回復に酸素は著しい効果を与える。」

■吉藤高良（筑波大学教授）「酸素を十分に取り入れれば、肺機能を向上させる。」

■小山内博（元・労働科学研究所所長）「ガン細胞は酸素が不足した細胞に増殖、脳卒中・心臓病・動脈硬化・肝臓病・子宮筋腫などの成人病も酸素不足が最大の原因である。」

■吉松俊一（更埴中央病院）「酸素は、老化防止とぼけ防止に効果がある。」

■ラオール・エストリボー（フランス・医学博士）「各種疾病の原因について個別的に研究してみれば、これら一切の疾病が一酸化炭素という毒素に原因することが知られるであろう。」

■オットー・ハインリッヒ・ワールブルク医学博士（ノーベル生理学医学賞受賞）「ガンの発生原因は酸欠症によるもの」

世界で初めて低酸素濃度下の細胞内で体内が酸性に傾き癌細胞が発達することを 実証。癌細胞は高酸素濃度下では生き残ることができないことも発見。正常な細胞は酸素を必要とするが、癌細胞は例外なく酸素を必要としない。細胞の酸素濃 度が35%減った状態が48時間続くとその細胞は癌化する可能性がある。

私は痛風の発作で半年以上足の指の関節の痛みに耐えていました。
酸素を吸うようになって二週間目位から痛風の足の指の痛みが楽になってきました。
その後、一ヵ月半で足の指の関節の腫れはなくなり、痛風の痛みがなくなりました。
また特にダイエットをしたわけではありませんが、体重が7キロ減少しました。
それ以外では腕や足にアトピーの湿疹がありましたが、この10年以上の間、
　それまでどんな軟膏を塗っても改善しなかった痒みが改善しました。
酸素を吸うことによって私の体に以下の変化が起こりました。

　1　体重減少、
　2　痛風改善、
　3　アトピー改善、
　4　起床時の疲労感減少、
　5　髪の毛にハリとコシなどです。

それ以外では、爪が伸びるのが早くなりました。
また飼い猫の爪でできてしまった傷の治るのが早くなりました。

それに加えて老眼で全く読めなかった細かい文字が多少読めるようになりました。
私の体に明らかな変化が現れました。
（この酸素療法は、まだ効果の確証は取れていません。）
（個人差もあると思います。）
（酸素を吸うことの危険も安全もまだ実証されていません。）

人は肺で酸素・二酸化炭素交換をしています。
呼気で肺の毛細血管から出てくる酸素濃度は
一般的には約16％程度であり、
これが空気中の21％の酸素と濃度勾配に従って酸素・二酸化炭素交換されます。
大気中の酸素濃度が高ければ高いほど
血管内に取り込まれる酸素の濃度が高くなります。
おそらく酸素濃縮器で高濃度の酸素をしたために
血液中の酸素濃度が高くなったのだと思います。

普段は大気中20％程度の酸素濃度では、
　血液中の酸素濃度は18％程度だと思われます。
しかし濃度25％の酸素を吸うことにより
　血液中の酸素濃度は22％程度あったと思われます。
血中の酸素は血流とともに多くの臓器で酸素が消費されながら末梢に向かいます。
心臓から遠い末梢に行けば行くほど少ない酸素濃度の血液になります。
そのために末梢の臓器は必要最低限の酸素で生活をしています。
　今回、足の指の関節の痛風が改善したのは、
　　高濃度酸素濃度の血液の循環の為だと思われます。
　足の指先の関節は心臓から一番遠いところにあります。
　この部位は普段、酸欠状況により免疫や再生が緩慢になっています。
高濃度の酸素を吸い、血中の酸素濃度が向上することによって、
心臓から一番遠い足の指先の関節に酸素が伝わり
　末梢での免疫機能が向上し痛風の発作が改善したと考えられます。

通常、臓器のすべてが

最低限生活できるレベルの酸素供給がされているのだと思います。

また大気中の酸素濃度は、地球温暖化の影響により年々低くなっています。

１００年前の大気中酸素濃度は25％ありましたが、

現在では20％を超える程度です。

血液中の酸素濃度の減少は、すべての臓器に影響します。

また人の酸素を吸収する肺は、加齢とともに劣化します。

そのためにゆっくりと体のすべての臓器が

軽度の酸欠状態で衰えていくのだと思います。

現在、コロナウィルス感染予防のために一般的にマスクを着用しています。

マスクの下では、自分の吐いた息を吸うことになります。

肺からの呼気の酸素濃度は16％程度、実際、

酸素濃度系を使って実験をしたところ

大気中の酸素濃度よりも３％低い酸素濃度の呼吸をしていました。

【マスク酸欠】

マスク酸欠

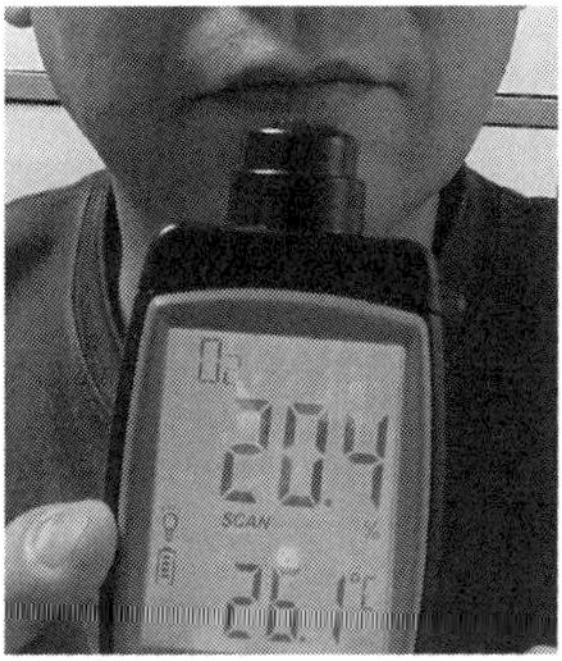

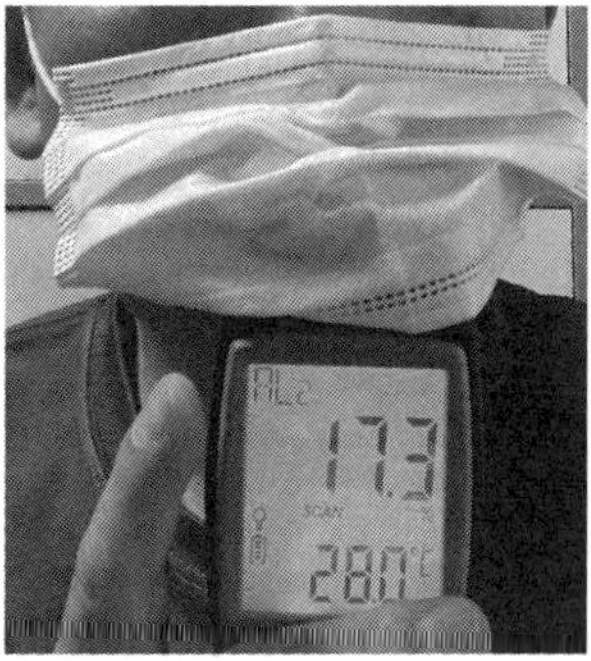

マスク下での酸素濃度

大気中酸素濃度と人体の関係

- 酸素濃度 16%：呼吸数増加、脈拍数増加、頭痛、吐き気、集中力の低下
- 酸素濃度 12%：筋力低下、めまい、吐き気、体温上昇
- 酸素濃度 10%：顔面蒼白、チアノーゼ、意識不明、嘔吐
- 酸素濃度　8%：昏睡
- 酸素濃度　6%：けいれん、呼吸停止

マスク着用時には、常に低い酸素濃度の生活になります。
これは1000メートル以上の高山で生活している事と匹敵します。
それにより低くなった血中の酸素濃度は、
体の中のすべての臓器で酸素が十分に満たされない状態になります。
（これを私は臓器酸欠と言っています。）
仮にマスクの密閉度が高く酸素16％以下の呼気を吸い続けることにより、
濃度勾配で行われている酸素二酸化炭素交換は、
肺の毛細血管中の酸素が逆に外気に引っ張り出されてしまうことが起こります。

【大気中酸素濃度と人体の関係】

以上のように人は臓器酸欠になっています。
また人の肺は加齢とともにエアコンの詰まったフィルターのように劣化します。
普段、すべての臓器は活動に対して最小限の酸素量で生活しています。
高濃度酸素を吸引して臓器の酸素需要量が満たされることにより、
すべての臓器の活動が活性化します。

そして新陳代謝も円滑に行われ免疫も向上します。
実際、一流のスポーツ選手はトレーニングやそののちの休養時に
　酸素濃縮器を使ってる人が多くいます。

これほど酸素と健康は密接に関係しています。
しかしながらこの日本では、酸素濃縮器を一般の人が手に入れることができません。
また海外と比較して酸素の研究が遅れている状態にあります。
それは医療の法律上の様々なハードルがあるためです。

あくまでも仮説ですが、かつての医学研究者の言うように
すべての病気の発端が上記の酸欠にあるとすれば、
医学の世界の中で一般の人がそれを使えないで病気になる方が、
　都合が良いのかもしれません。

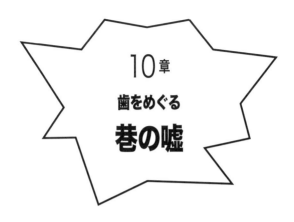

10章

歯をめぐる巷の嘘

歯ブラシで虫歯や歯周病予防とは言いますが、
本当にそれだけで予防ができるのでしたら
歯医者は要らないです。

それは嘘です。

1　歯ブラシで虫歯や歯周病予防

テレビでは毎日、歯ブラシのCMや歯磨き粉のCMが流れています。
そのCM効果で、歯ブラシや歯磨き粉を購入します。
または歯医者で勧められたものを使用します。
良い歯磨き粉や歯ブラシは歯垢の清掃効率が高いです。

もちろん何もしないよりは効果があります。

しかしながら虫歯の本当の原因は
飲食物の中に含まれている糖分を
虫歯の原因菌であるミュータンス菌が分解する際に産生される酸が
歯のエナメル質を溶かす現象が虫歯です。
その酸が歯に触れている時間が長ければ長いほど歯（脱灰）には大きな穴が開きます。

歯磨きのタイミングで、朝一番で朝食前に歯を磨く人。
また朝磨いた後に夕食まで磨かない人。
仮に食後のたびに磨いていても間食をとる人。
仕事の合間に紅茶やコーヒーに砂糖をいれる人。
健康のためにフルーツを食べる人。
これらの人は、歯の上で糖分の停滞が長い時間経過し歯を侵食します。

本当に大切なのは、口の中に糖分を入れたときに、
「歯磨き」や「うがい」などで、できるだけ速やかに洗い流すことが大切です。

歯科医療の業界では、
歯磨きをやりすぎることによって歯が悪くなると言っている歯科医師もおります。
これは一般の方々の混乱を招いていると思います。

虫歯によって歯に穴が開くのは物理化学現象です。
それに従って食後や糖分を口の中に入れた後の
歯ブラシやうがいのタイミングをしっかり行うのが重要です。

実際は、食後一時間以内でしたら
それほどの虫歯の進行は無いようです。
私としては食後30分以内を
心がけています。

虫歯の原因

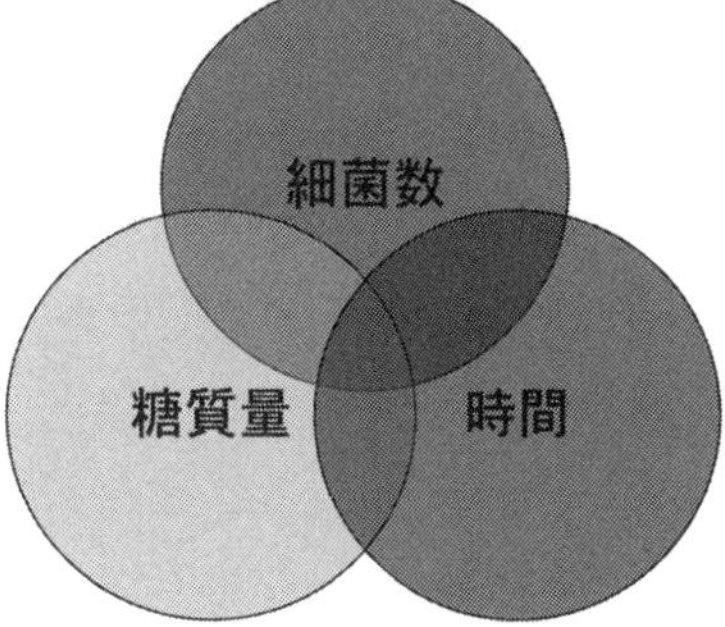

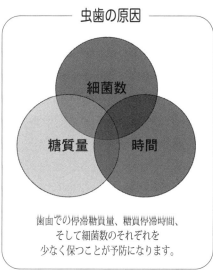

歯面での停滞糖質量、糖質停滞時間、
そして細菌数のそれぞれを
少なく保つことが予防になります。

【虫歯の原因】

2　歯ブラシで歯周病予防？

テレビでは前項の虫歯予防と同様に
　歯周病予防の歯ブラシや歯磨き粉のＣＭが流れています。

食後、歯に付着している歯垢を除去するのは歯周病予防では最も大切なことです。
しかしそれだけでは歯周病の予防はできません。

一人ひとりの歯ブラシ技術には個人差があり、
　実際の所、磨き易いところはしっかり磨かれていて、
　磨きにくい所には磨き残しがあります。

歯垢の磨き残しがあった場合、歯垢は三日ほどで歯石になります。
（口の中が乾燥している人は比較的早く歯石に移行します。）

一旦、歯石になると歯ブラシや歯磨き粉を改善しても、除去することはできません。
一度作られてしまった歯石は、
虫歯菌や歯周病菌の生産工場となり、口の中の細菌層を悪化させます。

歯周病菌は歯を支えている歯槽骨を破壊し、
咬合荷重による歯の耐久力を減弱します。

改善するためには歯石を除去する必要がありますが、
こうなってしまったら自分で歯石を除去することはできません。
歯科医院で行われる衛生士に歯石をとってもらう必要があります。
また専門家による歯ブラシ指導によって、
自分の歯ブラシ状況を改善する必要があります。
しかしそれによって歯周病の進行状況が改善したとしても、
歯槽骨の再生は容易ではありません。

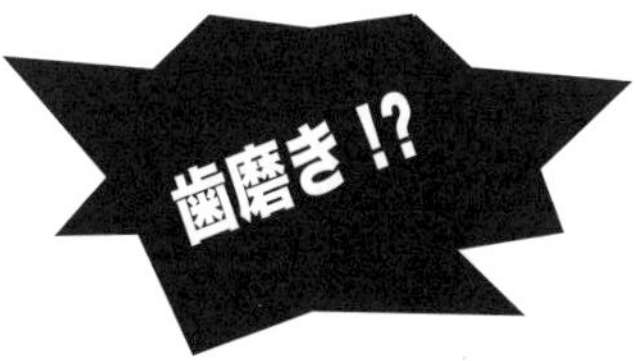

しっかりした歯ブラシ状況を数年続けることによって改善することがあります。

一般的にはここまでで、歯周病はしっかり予防できると言われております。

しかしながらそれは嘘です。

ここまでは、歯が一本も失っていない人の歯周病予防の話です。

本当に恐ろしいのは、歯が何本か失われている人の歯周病です。

歯は上顎14本、下顎14本の計28本の歯が

14カ所でかみ合わせることで咬合荷重を分散しています。

その14本の歯の内訳は、

前歯4本、犬歯2本、小臼歯4本、大臼歯4本です。

前歯や犬歯は食物を切断するためにありますが、臼歯は食物をすりつぶすためにあります。

その中で特に咬合荷重に対して重要なのは大臼歯です。

大臼歯は強い力がかかっても大丈夫なように、他の歯と比較して太い歯根が2から3本あります。

大臼歯は、上顎左右に2本、下顎左右に2本あります。計4カ所の大臼歯咬合で成り立っています。

人の咬合荷重は70～80キロ、またはそれ以上あります。何らかの原因で大臼歯を失ってしまった場合、その咬合荷重は残った歯に影響します。

仮に第一大臼歯を失ってしまった場合、小臼歯と第二大臼歯をつなぐブリッジになります。

【ブリッジの過剰荷重】

ブリッジの過剰荷重

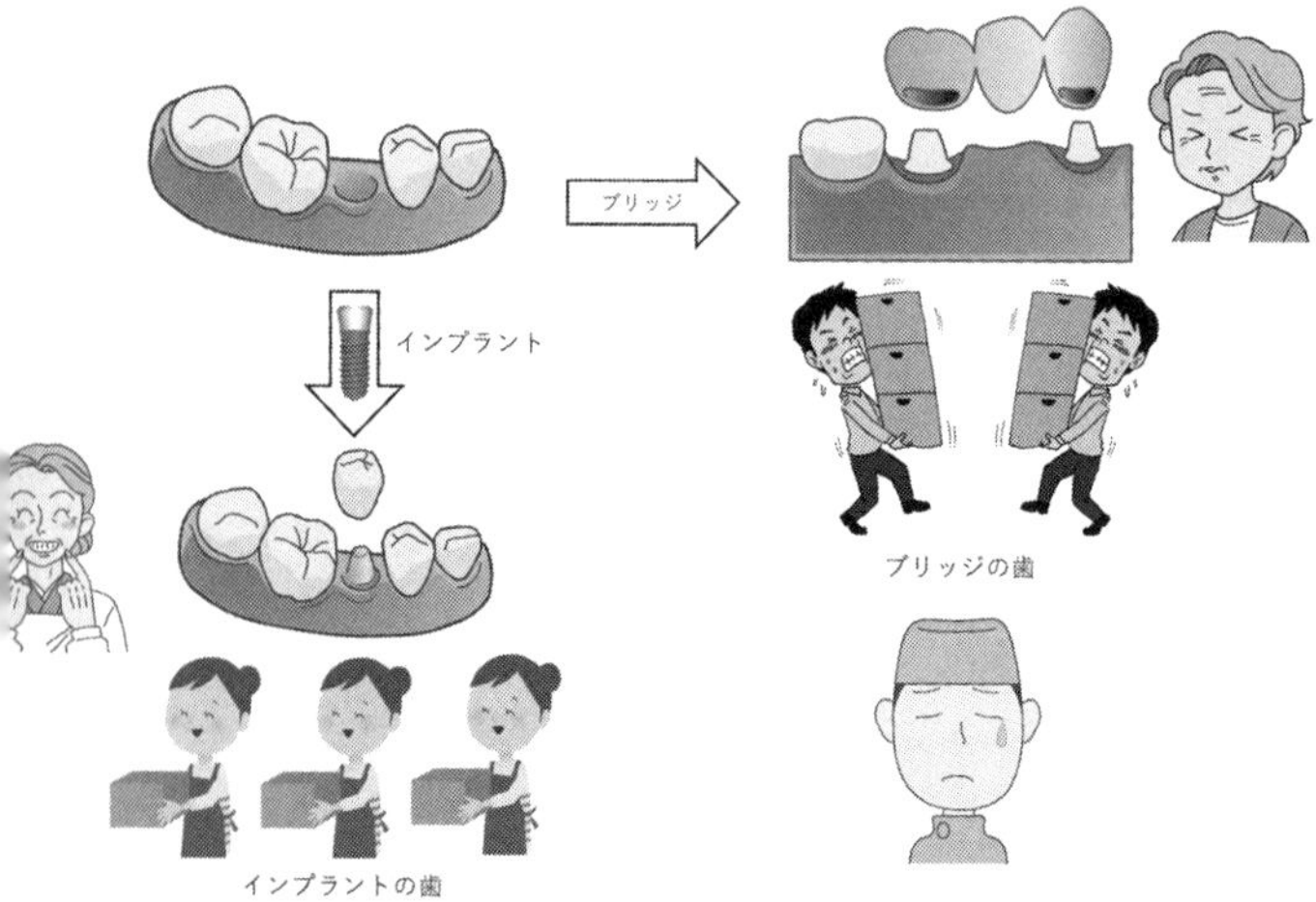

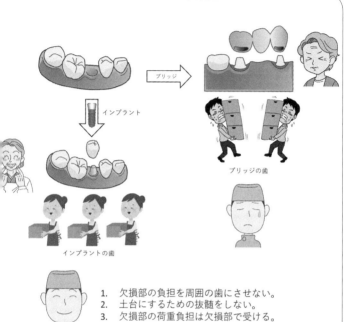

1. 欠損部の負担を周囲の歯にさせない。
2. 土台にするための抜髄をしない。
3. 欠損部の荷重負担は欠損部で受ける。

小臼歯と第二大臼歯は、失ってしまった第一大臼歯の荷重の影響を受けます。
小臼歯も第二大臼歯も、これまで支え受けてきた荷重以上の荷重を受けます。

その結果、咬合荷重が元々の歯の耐久力を超えてしまった場合、
歯槽骨の破壊が生じます。

先の歯石による歯槽骨破壊の歯周病とは違って、
歯の耐久力を超えた過剰な荷重による歯周病です。

これは歯ブラシや歯磨き粉、または歯ブラシ指導で防ぐことができません。

保険治療は、歯を失ってしまった場合、
ブリッジ治療または入れ歯治療しかありません。

これらの治療を受けた後に
それまでと同様に力を込めて噛んでいた場合、
歯の耐久力を超えた過剰荷重によって、
歯槽骨の破壊はより一層進行します。

歯（特に大臼歯）を失ってしまった口腔内は、
災害で柱を失ってしまった建築物のようなものです。
崩壊しないように荷重を制限するか、新しい柱を立てるしかできません。

現場ではその過重負担を分散し軽減する方法は、
インプラント治療しかありません。

そのインプラント治療は専門的な技術が必要で、
まだ一般の歯科医師に普及しておりません。

また一般の人にも保健神話があり

保険だけで全てが治るという意識が強くあります。

過剰な荷重によって歯周組織が破壊されるのは物理科学現象です。

どんなに理屈を述べたところで、物理科学の現象を曲げることはできません。

口腔内の状況に見合った治療を構築するのが大切です。

3　ホワイトニング

【クリーニングによるホワイトニング】

「明眸皓歯」と言うように、白い歯は審美の基本になります。
　コミュニケーションにおいて表情を作る白い歯は大切です。
　そのために歯を白くしたいと思う人が多くいます。
ホワイトニングはそのために必要とされています。

一般的にホワイトニングを行っている歯科医院では
　今以上に白くしますと宣言します。

それは嘘です。

エナメル質は色素の含んだ飲食物で着色します。
着色のあった場合、ホワイトニングの効果で今以上に歯は白くはなります。

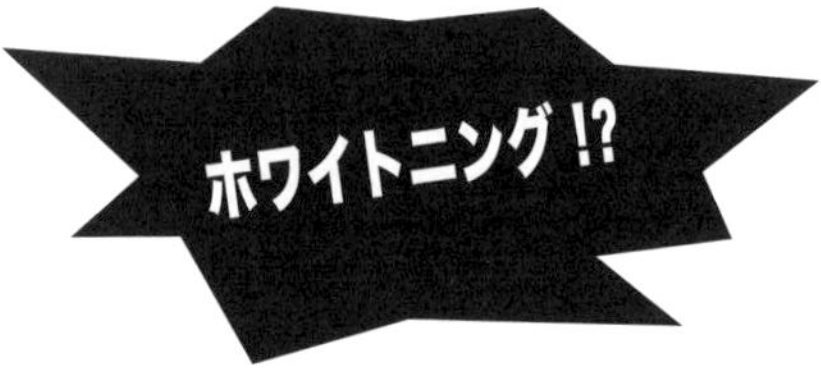

クリーニングによるホワイトニング

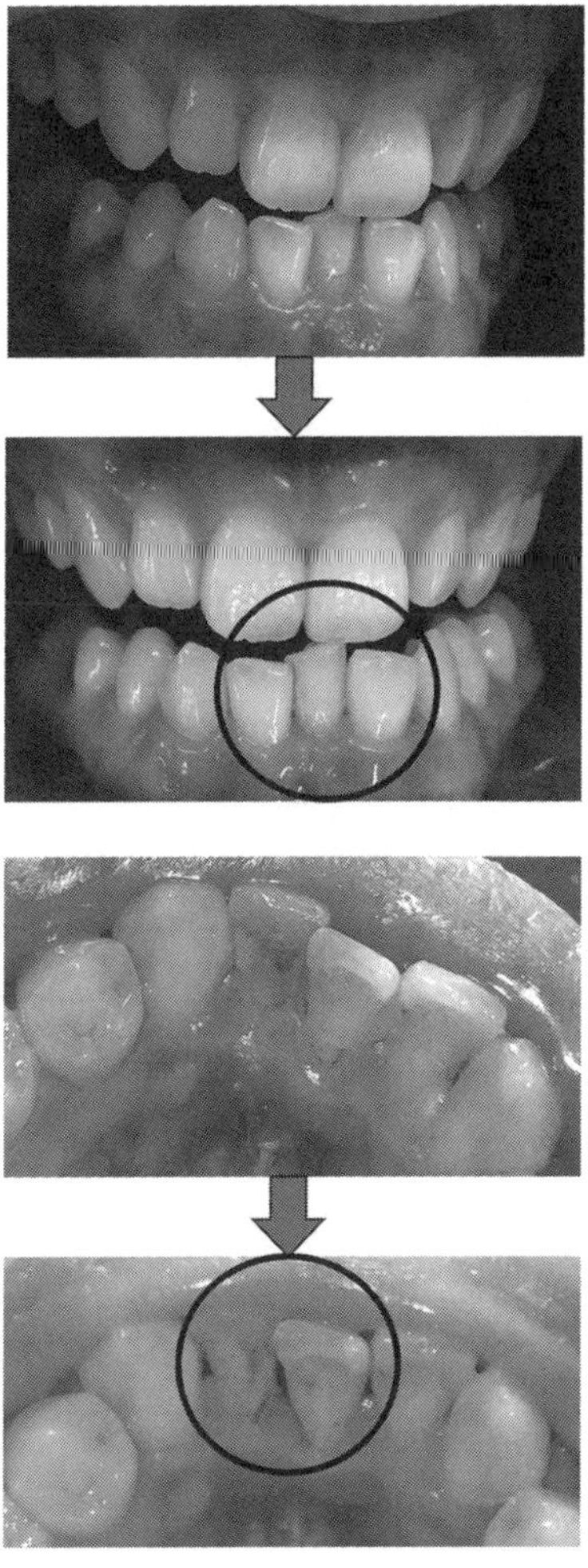

しかしながら歯の色には個人差があります。
歯は人によって白さの濃淡があります。
元の白色以上に白さを際立たせる事は困難です。

一般的にホワイトニングというと、着色を除去し元の色に戻すことをいいます。
実際、タレントのような白さの歯を希望しますが、
　　　その通りの白さにならないこともあります。
それはホワイトニング事態が、着色の除去で元の色に戻すということだからです。

またそれだけではなく
　ホワイトニングにおいて除去することができない色素の着色もあります。
それは歯の色に、成長時に着色するものもあるからです。

地域的に、
飲料水にフッ素が多く含まれた地域で生活することにも歯の色は影響されます。
飲料水にフッ素が含まれた場合、
将来、フッ素による虫歯予防の効果は期待されますが、
過剰にフッ素が含まれた場合、歯に着色を及ぼすことがあります。

虫歯などの保存治療によって保存治療の歯髄除去をした場合、
歯の内面からくすんだ色になる着色が起こることもあります。
成長時の着色は幼少期（永久歯形成期）に
テトラサイクリンなどの抗生物質を服用することによって
色素沈着することもあります。
これらの着色の場合、白くするのは困難です。

ホームホワイトニング器具

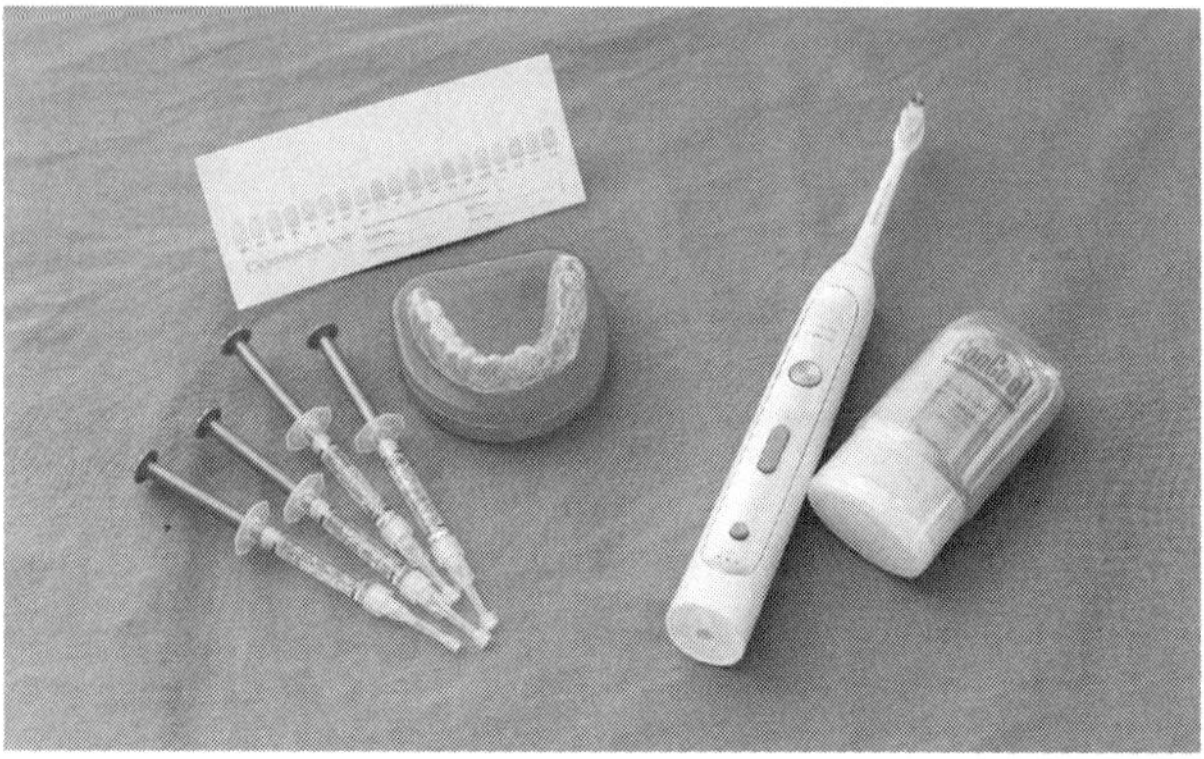

基本的にホワイトニングは漂白剤を使用します。

【ホームホワイトニング器具】

漂白剤で除去できるのは後天的に沈着した色素です。
高額な料金を払っても、
期待する効果が得られないことが度々あります。
もしそれらのホワイトニング困難な症例の歯を
白くしたい場合は、
表面部分を補綴的に表層する
ラミネートベニアという治療があります。

審美的な理由で
ホワイトニングを希望する方は多くいますが、
着色は除去するとしても、
元々の色彩を受け入れるのも大切だと思っています。

4 神経除去、10年もったらの先

虫歯になって痛みが出たら歯医者に行きます。

歯医者では痛みを取るために

「神経をとりましょう」

「何回か来院した後、最後に金属のかぶせものになります」

「金属をかぶせたら今後、定期検診を来るように」と言われます。

それで虫歯の治療は終わりです。

歯医者からもその先の事は言われません。

一見、この歯の将来の治療経過は永続的に思われるのが一般です。

でもそれは嘘です。

神経を取った歯が数年後、レントゲンを撮ると歯根に病巣があるといわれます。

歯根の病巣は、初期はあまり痛みを感じることなく経過します。

そこから数年すると歯根の病巣が大きくなり、噛むと痛みになります。

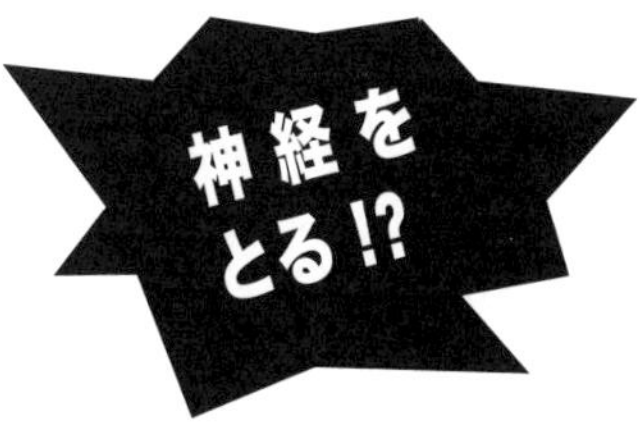

そこで歯根の治療を行うことによって痛みが緩和することもありますが、
緩和せずに歯根の治療が延々と続いてしまう場合があります。
この場合、歯根に亀裂か破折があります。
亀裂や破折があった場合、歯は抜歯になります。
歯根の病巣の原因は、亀裂を伝わって唾液の中の細菌が歯根の先に侵入したためです。

最初の治療でとってしまった歯根の中の神経には、
神経の組織だけではなく動脈や静脈、その他様々な組織が入っています。
その組織の中には、歯根の内側から象牙質を再生させる
象牙芽細胞という組織もあります。

【歯髄の再生機構】

歯のエナメル質や象牙質はリン酸カルシウムから作られる鉱物です。
身体の他の臓器と違って新陳代謝はありません。
削ってしまったり神経をとったりした場合、再生する事はありません。
循環を失った歯の歯根は経年的に乾燥して硬くもろくなってきます。

歯髄の再生機構

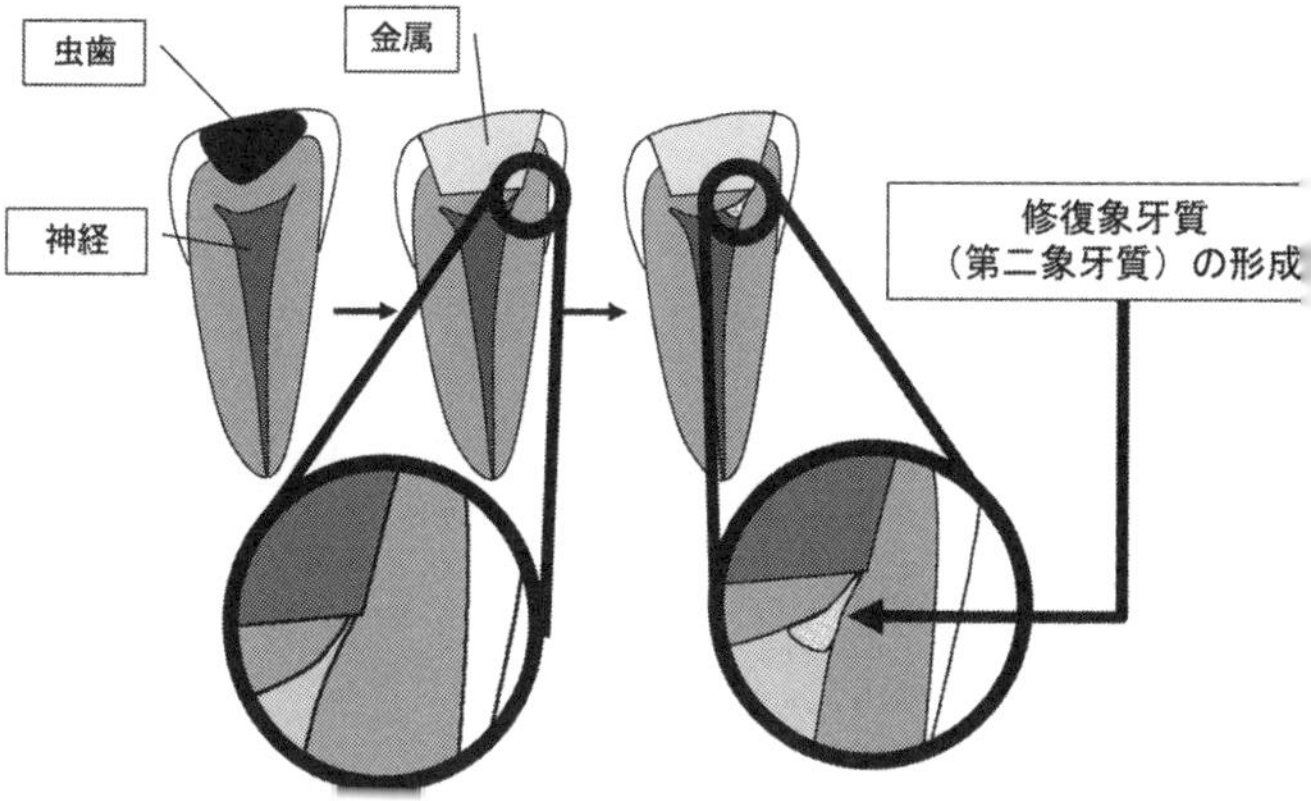

根管(歯根の中)の神経と呼ばれる組織は、外部から刺激があった場合、防御のために新たな象牙質を形成します。

その結果、亀裂や破折を生じます。
この歯根の先の病巣が形成されるのは、
歯の神経を取った時から
決まっていたと言うことになります。

歯の色がくすんでたり、
歯並びが悪かった場合、
それを解消するために神経をとって
被せ物で綺麗なセラミックの歯に
置き換えることを
歯医者が勧める場合があります。
でも神経をとってしまった後の歯根のリスクを踏まえて行うのが良いと思います。
歯を一番長く持たせるためには、
出来る限り神経を残すことが大切です。

5 高額の入れ歯は良い入れ歯？

【保険の入れ歯、自費の入れ歯】

保険治療において多数歯欠損の場合、入れ歯になります。
　保険の入れ歯はプラスチック製です。
入れ歯の保持安定のためにクラスプという金属のフックを使います。
基本的に咬合荷重を粘膜で行うため、
　人によって上手に使える人と使えない人に分かれます。

その違いは、粘膜や顎堤の状態に影響を受けています。
保険の入れ歯が合わなかった場合、
　歯医者から自費の入れ歯を勧められることもあります。
一般的に自費の入れ歯の場合、
　その値段から保険の入れ歯より良いものと思われています。
もちろん歯医者からも保険のものより良いものと説明を受けます。

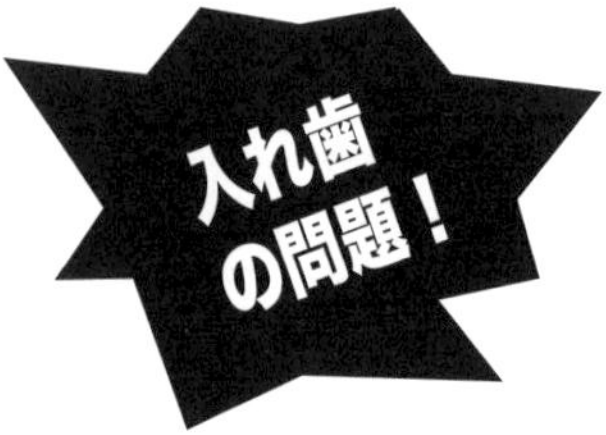

保険の入れ歯、自費の入れ歯

自費の入れ歯

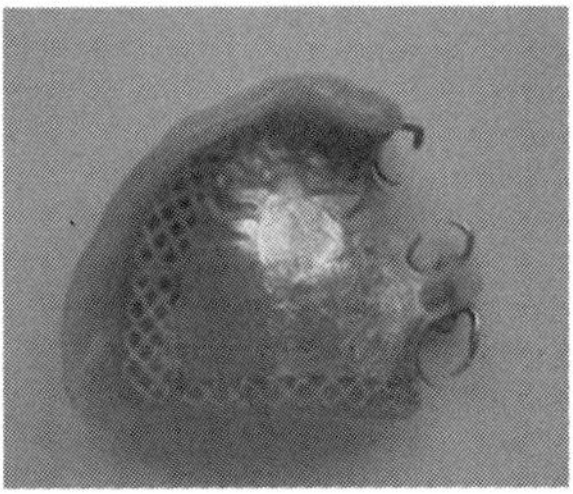

金属床

保険と比較して薄くてすむ

自費の入れ歯

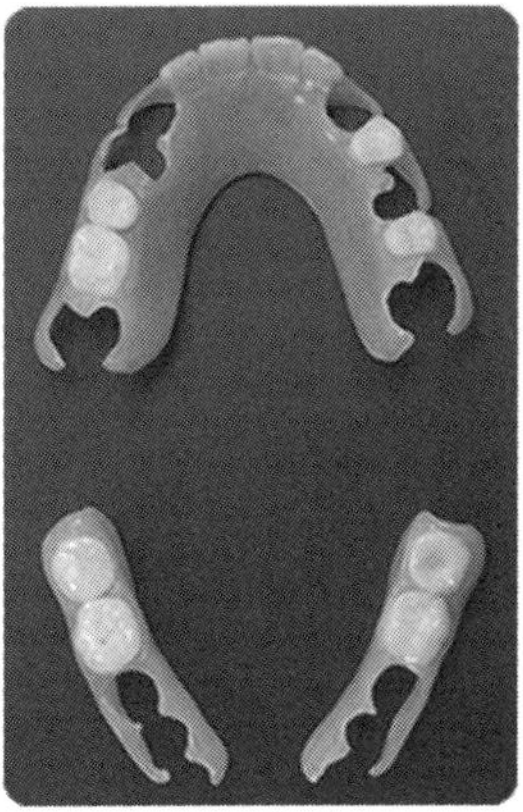

ノンクラスプデンチャー

金属のフックがない入れ歯
（弾性レジン）

保険の入れ歯

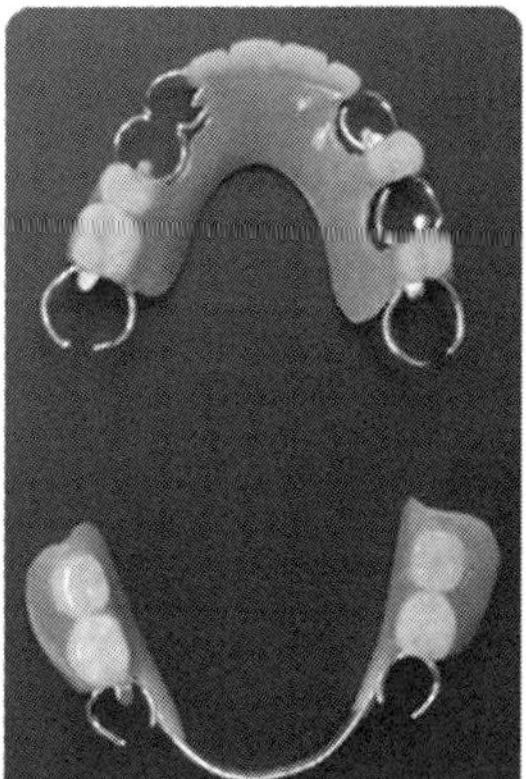

自費の入れ歯と保険の入れ歯の違いは材質や作業工程にあります。
保険の入れ歯の土台が床といわれる土台の部分がプラスチックだけなのに対して
自費の入れ歯は、金属や弾性レジンなど様々な材料が使えます。
また精度の高い印象材や、顎運動の精密検査等の上で作成されます。
精度の高い印象材は、顎堤状態を精密に再現します。

また顎運動の精密検査は、咀嚼運動の最適な歯の配列を構築します。
土台の部分で金属の場合、プラスチックと違ってたわみがなく、
咬合荷重を粘膜面全体に均等に分散します。
そのためにプラスチックの土台の入れ歯と違って、
咬合荷重を強くすることができます。
弾性レジンを使った土台の場合、金属やプラスチックの硬い入れ歯と違って、
土台の部分にクッション性があり粘膜面の痛みを軽減します。

また症例によっては金属のフックではなく
　弾性レジンのフックを使うことにより審美にも良好な入れ歯を作れます。

金額として数万円から数十万円、または百万円を超える入れ歯もあります。
その高額から一生使える物として受け取られていることがあります。

しかしそれは嘘です。

基本的に入れ歯は消耗品です。
残存歯に保持を求めるフックのある入れ歯は、
　その保持している歯がなくなることによって使えなくなります。
また精密な印象材を使って適合精度の高い入れ歯であっても、
　痩せたり太ったりなど身体の変化によって適合性が失われます。
長期的使用したとしても人工歯の部分は消耗していきます。
自費の入れ歯は、金額にかかわらず将来的には交換する必要性があります。

また顎堤の状態によって最初から入れ歯が安定しない場合があります。
この場合、入れ歯の値段にかかわらず使用が困難な場合があります。

実際、何軒も歯医者を転々と回って、高額にお金を使っても、
　満足いく入れ歯を作ってもらえなかった患者様がたくさんいます。

自費の入れ歯を検討する場合、
　個々の症例による適合のメリット、デメリットを
　　よく検討した上で選択するのが大切です。

6 知覚過敏の原因

冷たいものを食べて歯がしみる。
いわゆる知覚過敏です。

知覚過敏用の歯磨き粉のＣＭをよく見かけます。
確かに知覚過敏用の歯磨き粉を使うことによって
知覚過敏を緩和することができます。

しかしこれだけで知覚過敏が解決したわけではありません。

この知覚過敏用歯磨き粉を使えば治ると言う、

それは嘘です。

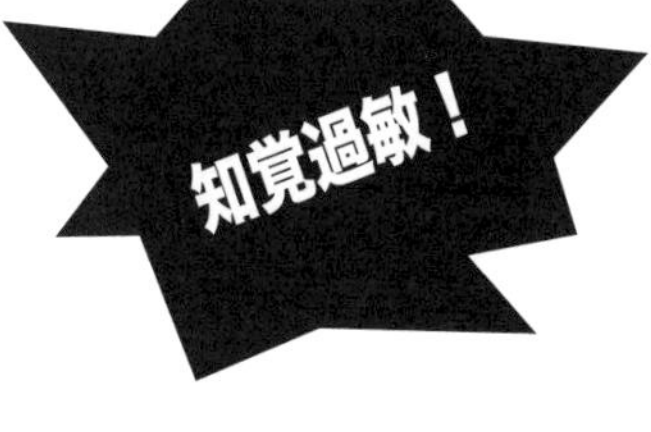

知覚過敏の原因

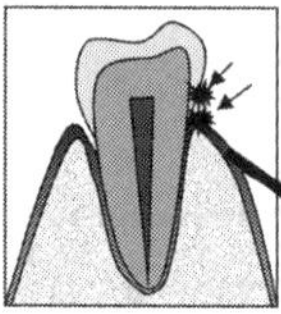

①歯面に歯垢を長時間付着させる。
（食事後から、歯磨きまでの時間）

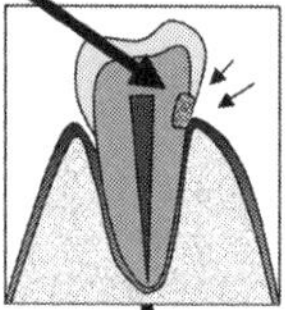

②歯の表層が虫歯の酸で溶けて柔らかい状態になる。

③強いヨコ磨きをする。
これにより歯肉を傷つけ、歯を削り取ります。
（電動歯ブラシの場合、進行はより早くなります）

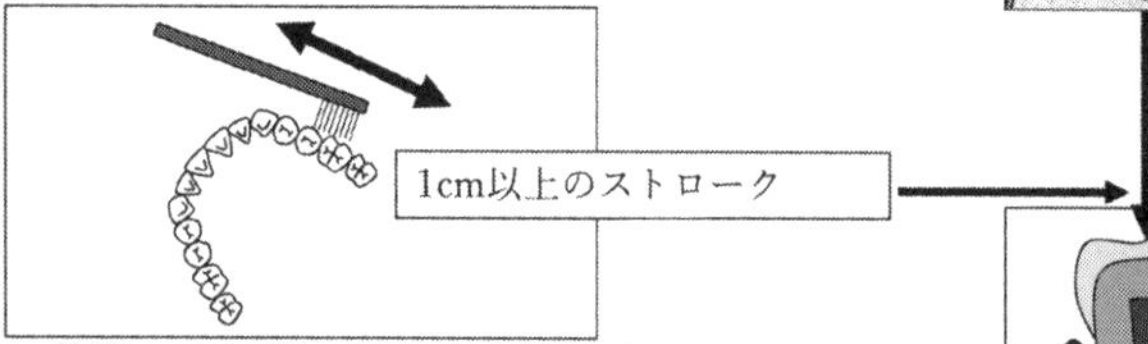

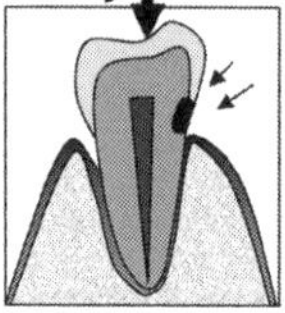

④この状態で１年間、歯磨きを続ける。

⑤冷たいのがしみるようになる。
歯磨きがしにくくなり、よりいっそう歯槽膿漏や　虫歯が進行する。

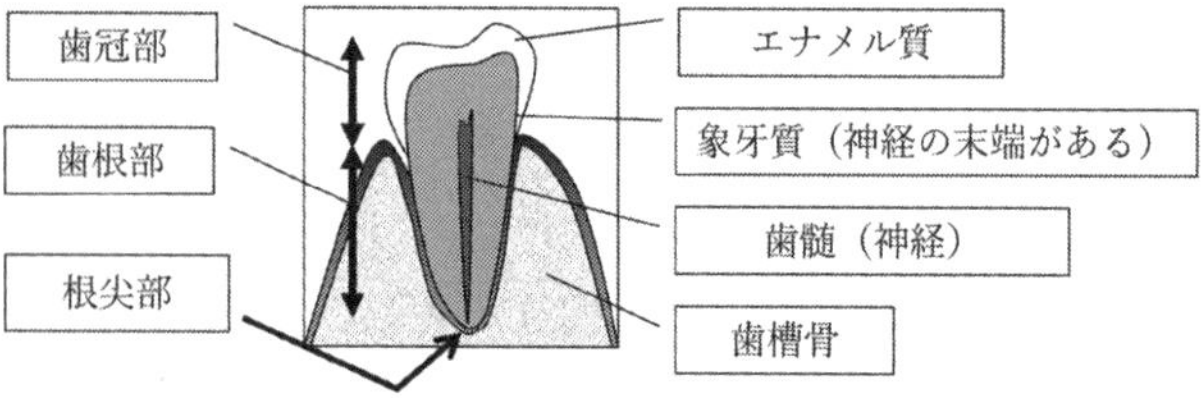

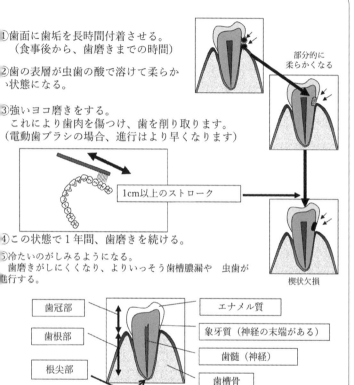

【知覚過敏の原因】

知覚過敏の原因は、

基本的に自ら行っている歯ブラシ手技に原因があることが多くあります。

歯ブラシが歯垢をとるために使用されます。

その使用手技において、強い力で歯と歯肉の間に横磨きを行った場合、

歯肉は歯ブラシにより削られ、象牙質の歯根が露出します。

象牙質の表面には知覚の末端が存在します。

ここに冷たいものが触れることにより痛みが生じます。

知覚過敏用の歯磨き粉は、この象牙質の表面をコーティングするものです。

間違えた歯ブラシ手技を続けていることにより、

何度も知覚過敏を繰り返すばかりか、

最終的には自分で歯根の象牙質を削ってしまい、肘歯髄炎まで移行します。

知覚過敏の本当の治療は、
知覚過敏用の歯磨き粉を使うだけではなく、
歯科医院で行われている衛生士による専門的な歯ブラシ指導を受けることにより、
歯ブラシ手技を改善することにあります。

もう一つの知覚過敏の原因として
粗い研磨剤を使ったホワイトニング用歯磨き粉の影響の場合もあります。
このホワイトニング用歯磨き粉は、
歯の着色をとるだけではなくエナメル質を削ります。
エナメル質が薄くなることによって象牙質が表面に近くなります。
そのことによって知覚過敏が生じます。
この場合はやはり知覚過敏用の歯磨き粉でも改善しますが、
薄くなったエナメル質は元には戻りません。
虫歯等の侵食によって容易に虫歯が神経まで達することにより抜髄に至ります。

ホワイトニングの歯磨き粉を使う際は、
目立つ汚れをとるだけで、週に一回程度使うことが大切です。
毎日使った場合は大変なことになります。

もう一つの知覚過敏の原因には食いしばりがあります。
睡眠時や生活時に強い力で食いしばったり、噛み締めたりすることによって
歯根周囲の組織を損傷し、その結果、知覚過敏が生じます。
この場合、知覚過敏用の歯磨き粉を使用しても効果はありません。
マウスピースなどで普段の強い咬合荷重を分散して治す必要があります。

以上のように知覚過敏には原因があります。
歯ブラシによるもの。
ホワイトニング用歯磨き粉によるもの。
食いしばりやかみしめによるもの。
それぞれの原因の違いを知りそれに対する治療をすることが大切です。

7　インプラントは危険？

歯を失った時、保険治療の入れ歯やブリッジと違ってインプラント治療があります。

一般的な噂ですが、インプラント治療が危険と言っている方がいます。

その噂ですが、「大きく腫れて一ヵ月以上、流動食だった。」

「何百万円も払ったのに使えなかった。」

「一生持つと思ったのに数年でダメになった。」

「インプラント手術において死亡者が出た。」などがあります。

でもその噂の一部は本当です。
しかし大多数の噂、**それは嘘です。**
それは入れ歯やブリッジ治療と違って、
インプラント治療には外科的な手技が入ります。
インプラント治療は、高額で高度な技術を要する治療法です。
歯医者の誰もができるわけではありません。

実際、歯科大学でも教育に入ってきたのは西暦二〇〇〇年を超えてきてからです。
それまでは大学の口腔外科で専門的に行われていました。

インプラント治療には、外科的な知識、補綴的な知識が必要です。
外科も補綴もそれぞれ専門分野があり、
　その両方の知識を勉強するのは困難です。
基本的には、大学で行われている講習会やスタディーグループの勉強会などで
　知識や技術を身に付けていきます。
もちろん手技的な才能も問われます。
その知識、技術、才能があって良いインプラントドクターになります。

そのために歯科医師で
　インプラントを行うことができる歯科医師は少数派になります。
それができない歯科医師は、

できる歯科医師に対して、インプラントは危険と言っている歯科医師もいます。
確かに経験や技術が低いインプラントの歯科医師もいます。

インプラント治療には、
骨がしっかりある簡易症例から骨が全くない困難症例まで様々な症例があります。

【インプラント 症例難易度】

患者様自身は自分の症例が重症か軽症かを知ることはできません。
そういった症例難易度と施術する歯科医師の技術の限界を考えずに
　インプラント治療を先行して失敗するケースもあります。

しかし入れ歯やブリッジ治療は、
　残存歯に負担をかけるために
　将来的に歯が一本もない無歯顎になる可能性が高くあります。
またそれらの治療は咀嚼効率が悪く、将来、消化器系の疾患へとつながっていきます。

インプラント症例難易度

◉ **簡易症例** (1 本～ 4 本欠損)
インプラント部分にかかる荷重は 5 キロから 15 キロ程度。 インプラント 1 本の場合、定期的に固定ネジの増締めが必要です。
※インプラントは 2 本～ 3 本必要になります。

◉ **中等度症例** (5 本から 8 本欠損)
インプラント部分にかかる荷重 15 キロから 40 キロ程度。
※インプラントは 3 本～ 5 本必要 になります。
※欠損部の過重負担に対してしっかりしたインプラントの本数と強度が求められます。
※半分以上の過重負担を自分の歯で行うために多数歯欠損と比較してインプラントにかかる負担が少ないです。

◉ **重症症例** (9 本以上欠損)
インプラント部分にかかる荷重負担が 70 キロ以上です。
ほとんどの過重負担をインプラントが受けます
インプラント以外の方法は部分入れ歯しかありません。
この状態を部分入れ歯で補おうとしても残存歯の負担が過剰から部分入れ歯を入れたとしても残存歯の痛み動揺が出てきます。
※インプラント分数は最低でも 6 本以上
(6 本というのは最低本数で、男性で咬合力が強い人等の場合はそれ以上必要になります。 本数が少なく強度が得られない場合、インプラントが外れるトラブルになります。)
※多数歯欠損は上下顎骨位置が安定しないため、咬合バランス、顎の位置関係など様々な技術が要求されます。
※インプラント治療において最も困難な症例になります。

インプラント治療は、咀嚼効率を天然歯の状態に戻します。
そればかりか残存歯にかかる影響を軽減し
　口腔環境を長期的に維持することに優れています。

入れ歯やブリッジ治療の将来が無歯顎を目指していることとすれば、
　困難であっても、インプラント治療を受けることが健康寿命にとって大切です。
歯科医師選びは患者さんにとっては難しいですが、
　数件の歯科医院を回ることによって、
　多くの情報と歯科医師との相談をしっかり行った上で
　　歯科医師を決めるのが大切です。

またインプラント手術によっての死亡者は、
　内視鏡による腹腔内手術によって死亡する人よりかなり少ないです。
国内でもここ数年、ニュースにはなっていません。

あくまでも噂です。

一生ものと思ったら数年しか持たなかった症例には、

インプラント埋入本数の少ない強度不足が挙げられます。

【インプラント の基礎知識】

また患者自身の歯槽骨状態の原因をも考えられます。

それだけではなく食いしばりや歯ぎしりなどがある場合も

インプラントが短期間で脱落する原因です。

もともとインプラントをする人は、自分の天然歯を失った人です。

その歯を失った原因は様々です。

歯周病や食いしばり、プラークコントロールなど患者様個々に症例の違いがあります。

インプラントを長期的に維持するためには患者と歯科医師との連携が大切です。

これがあることによってインプラントは長期的に維持することができます。

インプラントについての基礎知識

1. インプラントは元に戻すものではありません。 ブリッジという義歯、部分入れ歯を顎骨で保持するためのものです。

2. 負担能力を超えた場合、外れることがあります。 (異常な咬合や過剰な咀嚼圧があった場合インプラントは外れます。)

3. もともとの歯と同じように歯周病になることもあります。

4. インプラント歯科治療は咀嚼効率向上を目的としたものです。
 ・欠損歯が 10 本以上の困難症例の場合、健全状態に比較して 30% ～ 40% の咀嚼力しかありません。
 ・インプラントはできる限り健全状態に近づけるものです。しかしながら欠損から現在までの経時的変化からの状態によっては、元に戻すのが難しい場合があります。

5. 個々の顔が違うように口の中の症例状態は違っています。 身内や友人との話し合いの中で歯の治療の話をする際はある程度は参考になりますが、同じ症例のものはありません。 (簡易症例の状態と重症症例の治療を同様に考えるのは間違っています。)
 ・重症症例においてはがんの末期治療と同じように想定したもの以外のこともあります。
 ・患者様と医師との情報を密に共有ことによって、できる限り最高の状態を維持していくことが大切です。

6. インプラントを使用した入れ歯の場合
 ・咀嚼過重負担が歯肉の粘膜負担からインプラントの顎骨負担になります。
 ・粘膜負担の入れ歯と比較して 2 倍以上の咀嚼能力があります。

インプラント治療に危険があるからといって受けない人もおります。
その場合、経年とともに保険治療を続けることによって歯を失っていく人がおります。

インプラントはしっかり管理ができた場合、
　そこから大きく口腔内状態が変わる事はありません。

年々歯を失い、入れ歯で苦労するよりも
　インプラント治療が適合した場合、
将来健康的な生活ができます。

インプラントを！

11章

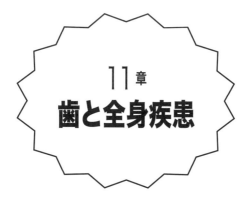

歯と全身疾患

歯がなくなってもあまり重要視する人はいません。
しかし人間の体でなくなって良い臓器はありません。
歯の喪失は、全身疾患の直接的な原因になりませんが、
間接的な原因で様々な病気の入り口になります。

この歯の喪失と全身疾患との関係は
未だ確立されておりませんが、
今後の全身疾患の予防の糸口になればと思っています。

1 胃癌、大腸癌

歯（大臼歯咬合）がなくなると様々な病気の入り口です。

まず歯がなくなるとまず硬いものが噛めなくなります。
硬いものは噛み辛いために、噛まないで飲みこむことが多くなります。
また噛まないで食べられる糖質や脂質の摂取が増えます。
もちろん野菜などの繊維質は噛み切りにくくなるので、
噛まないでも食べられるものを好むようになります。

その結果、肥満や糖尿病のリスクが高くなります。
それだけではなく飲みこむことによって食道、
そして胃や腸などの消化器官を内側から傷つける事になり、
胃潰瘍、大腸ポリープ、そしてその先で胃癌や大腸癌の原因になります。

2 糖尿病

対咬合荷重の弱い歯（前歯や小臼歯）で噛み続けると
　その歯根の周囲に慢性的な歯肉炎が起こり、
　そのために歯を支えている歯槽骨破壊（歯槽骨吸収）を起こします。
歯槽骨破壊で作られた歯周ポケットから
　歯周病菌が粘膜下、そして血管に入りこみます。
　歯周病菌は血管内を輸送し糖代謝を狂わせます。

その結果、糖尿病が引き起こされます。

　糖尿病の末期は、循環不良による末梢組織の壊死などです。
　また新陳代謝のリズムが狂うことによって様々な支障を生じています。

3 骨格の変化

奥歯がなくなると人は
残ってる上下の歯を合わせて噛もうとします。
その結果、顎はよく噛む方向にズレます。

【輪郭の変性】

基本的に顔貌は左右非対称ですが、
奥歯がなくなり
ずらした状態で生活することにより
その非対称性がさらに顕著になります。
顎のずれは顔貌の変化を引き起こし、
その先で顎の痛みや開口障害などの
顎関節症になります。

輪郭の変性

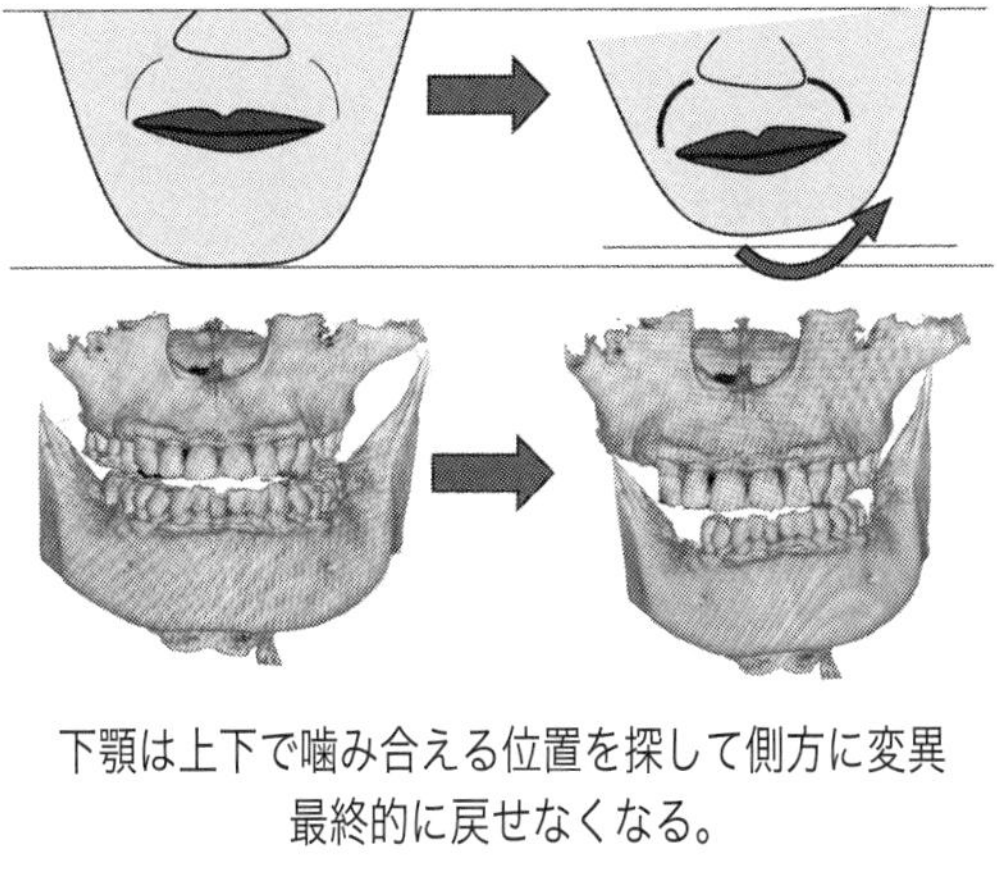

下顎は上下で噛み合える位置を探して側方に変異
最終的に戻せなくなる。

また歯の咬合がなくなると下顎は前方に変異してきます。【無歯顎の顔貌】
それに加えて高さを失うことにより顎が前に出て四角い顔になっていきます。
入れ歯を入れているときは下の高さになりますが、
入れていない時は低い顔になります。
下顎は歯がなくなってから時間とともに前へ前へと突出してきます。
そのために長い年月の間、無歯顎だった人の上顎の入れ歯は、
出歯のような入れ歯になります。

上顎骨は頭蓋骨に位置しています。【噛み合わせと脊椎側弯】
頭蓋骨は頸椎から脊椎につながっています。
上顎骨と下顎骨の位置関係がずれると、
その先で頸椎のズレにつながっていきます。
頸椎のズレは脊椎、そして腰椎に影響します。
その結果、脊椎側弯や腰痛などを生じます。

無歯顎の顔貌変化

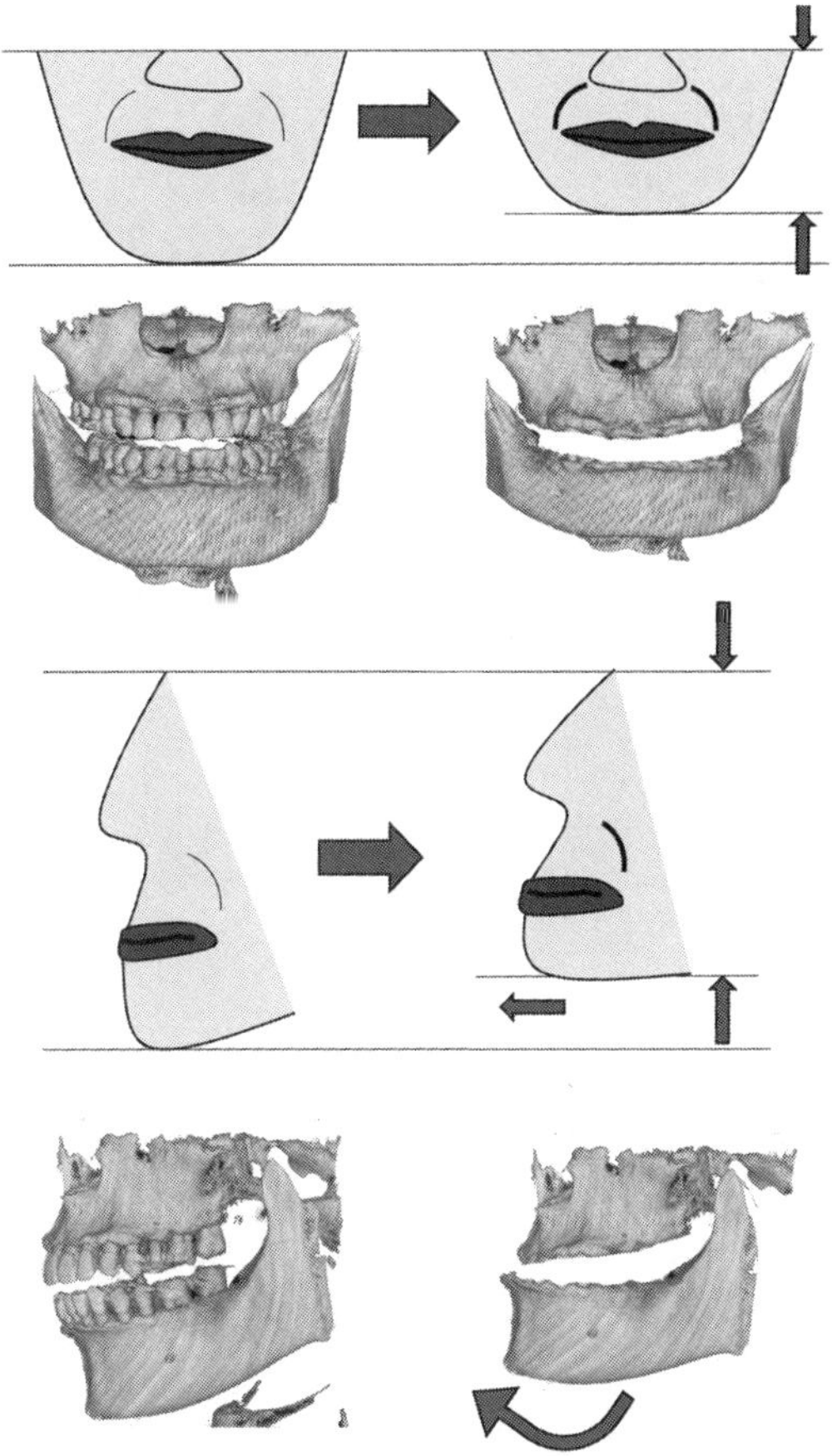

無歯顎になると、上顎下顎の高さが低くなり
下顎が前に出ます。

噛み合わせと脊椎側弯

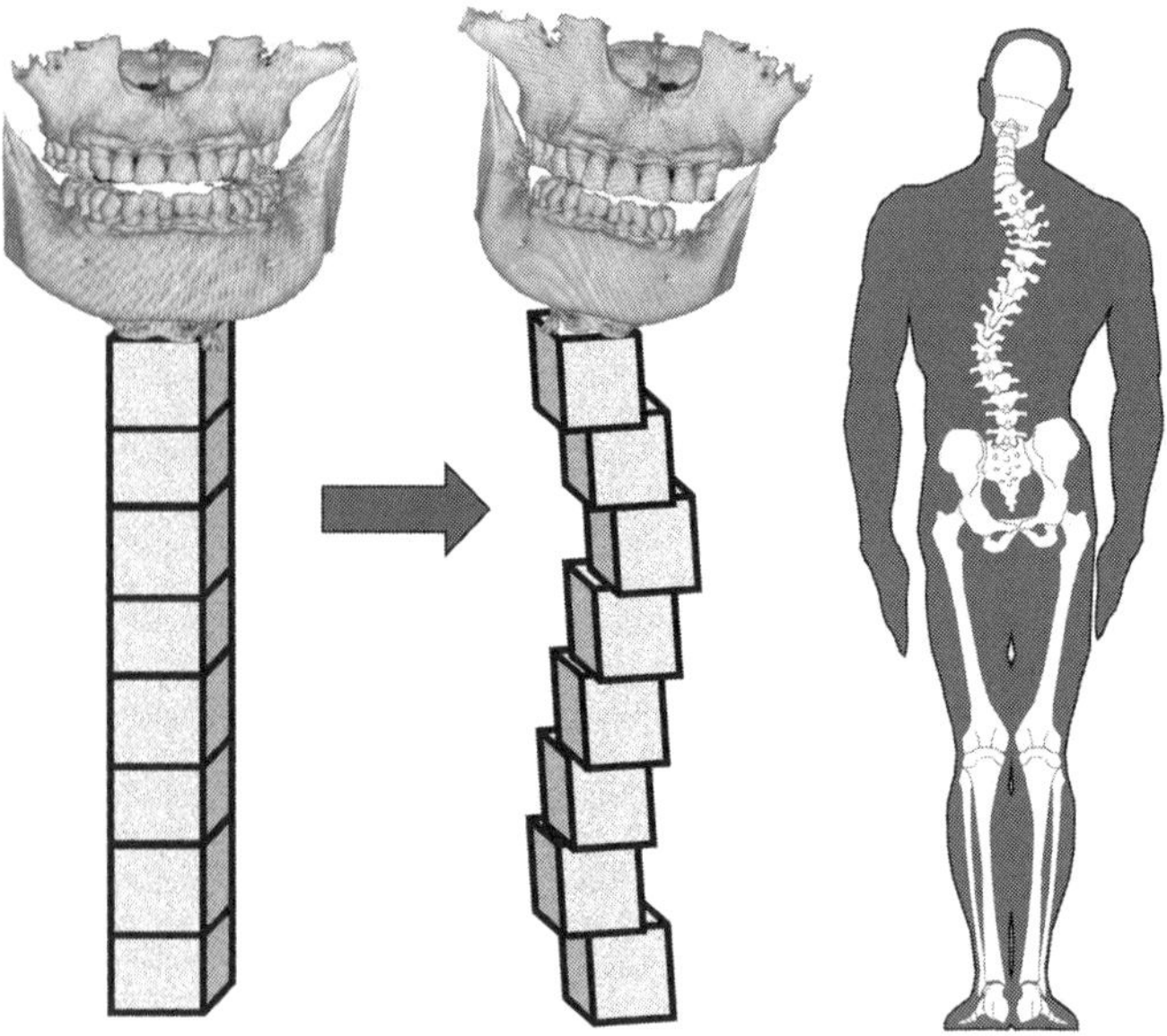

頭蓋骨は脊椎の頂点にあるため、咬合が片方に変異すると積み上げた積み木のようにバランスを取るために曲がっていきます。

脊椎からの神経分枝

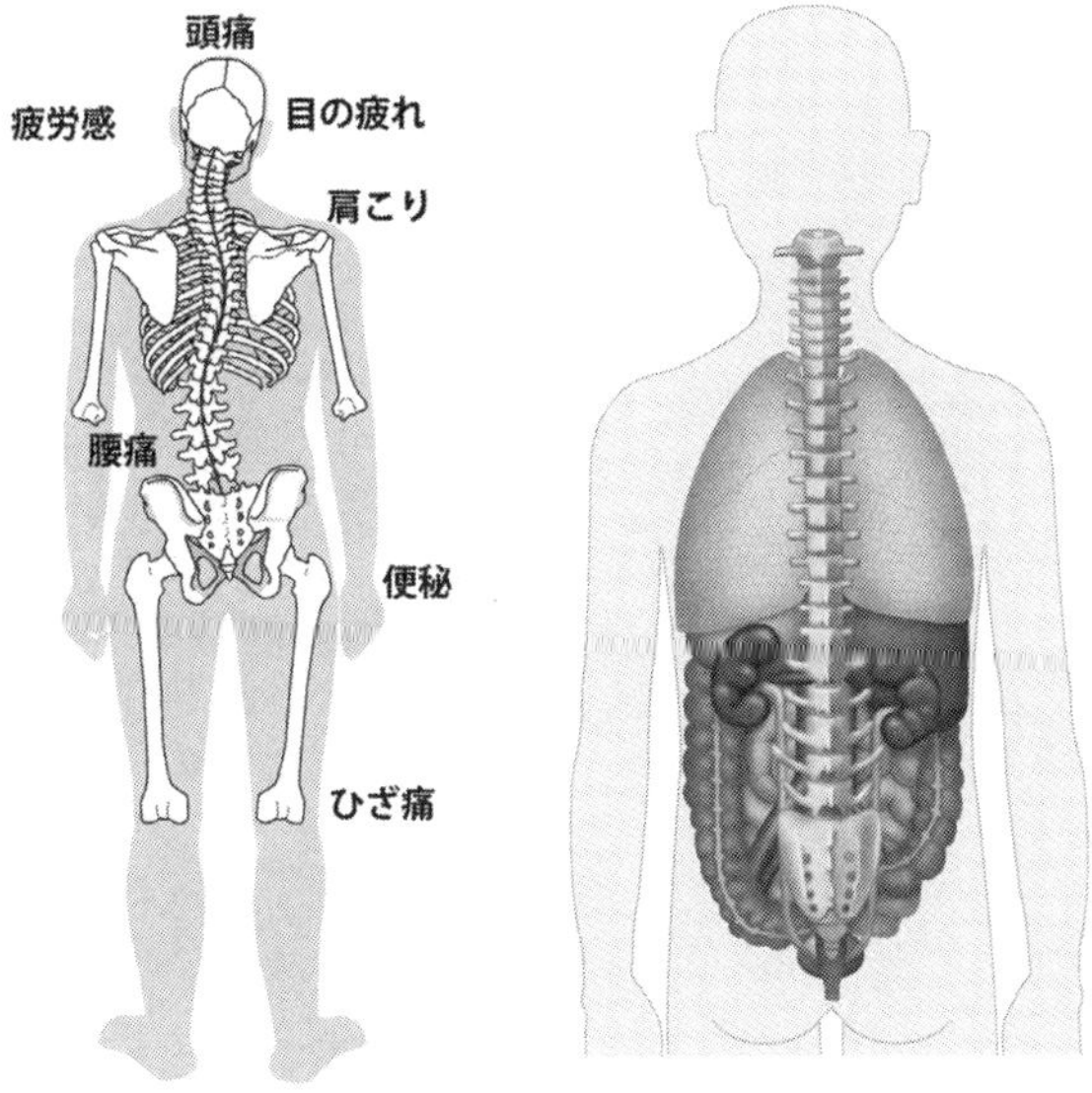

すべての臓器は
脊椎から枝分かれしている神経によって
支配されています。
脊椎からの神経分枝、
側弯した脊椎のズレは
臓器のリズムを狂わせ、
全身的な不調の原因になります。

4　認知症と脳梗塞

まだ研究段階ですが、

　　上下顎の噛み合わせがなくなった人は

　認知症や脳梗塞の発症率が非常に高くなります。

【コメカミの圧迫】

原因として噛み合わせがなくなった上下顎の顎関節は、
咬合高径（噛み合わせた時の高さ）が低くなることによって、
下顎骨の関節前方にある筋突起がコメカミの内側を圧迫します。
その結果、側頭部の部分的な血圧の上昇、または循環障害が起こります。
側頭部の部分的血圧上昇は、くも膜下出血などの脳障害の原因になります。
また循環障害は脳への血液や酸素供給が緩慢になることにより

　認知症の原因になります。

下顎骨と顎関節や筋突起は頭蓋骨との位置関係を適切な高さにすることが大切です。

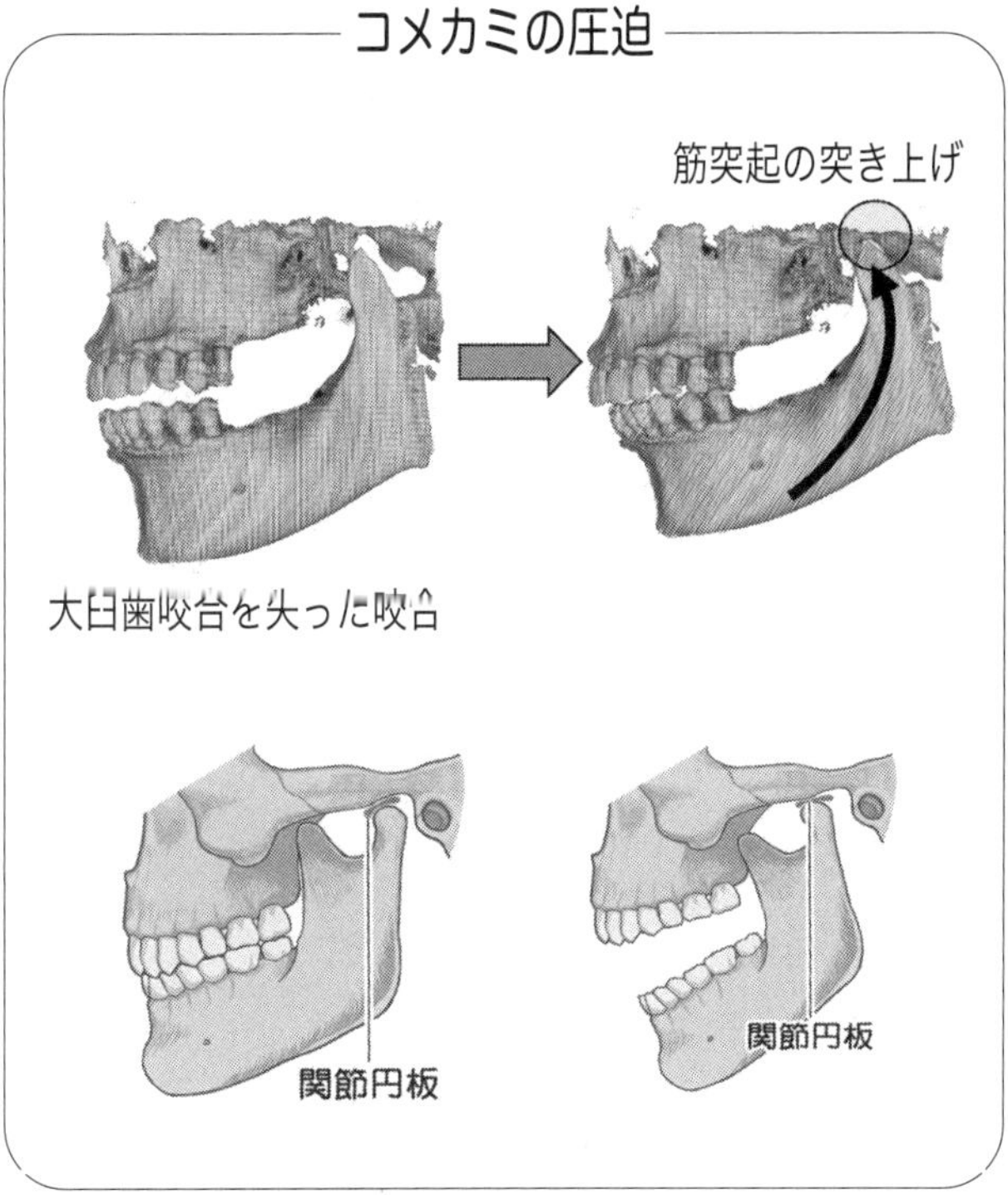
コメカミの圧迫
筋突起の突き上げ
大臼歯咬合を失った咬合
関節円板
関節円板

5　歯の喪失からくる全身疾患

これらの原因は噛み合わせが低くなることになります。

まだ命名はされていませんが、

私は《低咬合症候群》として提唱します。

この低咬合症候群の予防や治療は

咬合高径を元に戻すことにあります。

現場の入れ歯治療では、

その脱着があるため常に高さを維持することが困難です。

予防としてインプラントで常時咬合高径を維持することが大切だと思います。

atogaki あとがき

僕の家は両親とも医者でした。小さい頃に父をなくし医者であった母が僕を育ててくれました。母子家庭でありながらも母は一生懸命僕が医者になるようにと育ててくれました。高校二年生の時、そんな母がくも膜下出血で倒れました。母子家庭であった僕は、医者になる夢をあきらめて高校卒業後就職する予定で考えていました。そのために普通に勉強していましたが、医学部受験のための勉強はしていませんでした。高校三年の夏、母が仕事復帰をできるまで回復しました。しかしながら受験勉強は一切やっていませんでした。そこで僕は母に一年間受験勉強のため、浪人をさせてくれとお願いをしました。ただ何も受験せずに高校三年生を終わるのも不本意でしたので、とりあえず近場でどこか受けてみたいと思いました。横浜の近くには歯学部がある大学があります。祖父が歯科医師で、その勧めもあって歯学部を受験することにしました。そういった事情もあって僕は高校三年生の二月に歯学部を受験しました。当然、受験勉強はしていませんでしたので合格するとは思っていませんでした。しかし合格しました。もともと僕は数学と理科は勉強せずとも成績が良かったのです。受験した歯科大学の試験科目が英数理でした。とても運が良かったと思いました。そして歯科医師の勉強をし歯科医師免許を取りました。そこから社会に出て歯科医師として働こうかとも思いましたが、親友が国立大学の大学院に行っていました。親友の勧めもあって僕もその国立大学の大学院に行きました。大学院では総合診療科の講座の大学院生になりました。そこから解剖学教室へ出向しそこで研究することになりました。

そこはかなり厳しい教授の研究室でしたが、その厳しい教えもあって歯学博士になることができました。その時の教授の教えてくれた言葉が今でも僕にあります。

「坂井くん。今あるものをそのままとらえるのは普通の人です。」「博士というものは今ある物の利点・欠点を発見し、より良いものにすることを構想し、実験・結果・考察からより一層良い、そして新しいものを作り上げていく。」「そしてそれを社会に役立てていく。それが博士の務めなんだよ。」

基本的に単純な僕としては今でもその教授の言葉を大切にしています。

そののち大学院を卒業し大学の教員になるという夢も中にはありましたが、自分の中では一般の患者さんと触れ合う仕事がしたいと思っていました。そして大学という枠の中から一般社会に出てみると、歯科治療で困っている人がたくさんいました。この日本での歯科治療は通り一遍のもので、国が決めたルールの中で歯の削合や抜髄、ブリッジや入れ歯の治療が行われてきました。そして予防治療もあります。歯のクリーニングや歯石の除去、歯ブラシ指導などルールの中で行われていました。僕自身、最初の時は、それをそのまま行うのが正しいと思っていました。しかしそれらの治療や予防処置を受けている人の中から数年のうちで歯を失っていく人がいました。ちゃんと定期的に歯科医院に通っているのに。ちゃんと毎日歯ブラシを行っているのに。

でも治療において抜髄は痛みをとるためには大切なことです。抜けた歯の部分をブリッジで補うのは大切なことです。また多くの歯を失ってしまった場合、入れ歯を入れるのは大切なことです。これらは歯科治療の常識です。でも神経をとった歯は、5年から10年で根尖病巣をつくります。ブリッジの支台は、5年から10年で歯根周囲の歯槽骨破壊を起こします。入れ歯の場合、フックをかけた歯から虫歯や歯槽骨破壊を起こします。またフックをかけていない歯でも歯槽骨破壊を起こします。これらの歯は必ず抜歯になります。歯医者さんでも10年もったら良い治療といって患者に説明します。でも10年もったあとに抜歯になっているということです。歯を失えば失うほど咀嚼効率は失われます。そして失った咀嚼効率は全身の健康に影響します。一生懸命治療しても目に見るような効果はありませんでした。

その時に教授の言葉を思い出しました。歯を失っていく人は何がいけなかったのか。どこに問題があったのか。そこで僕は治療方法に着目しました。今までルールの中で正しいとして、されていたことが本当に正しいかどうかを考えました。

私は多くの患者さんを治療しながら今までの治療の問題点を考察し、そしてそれを改善するのに必要なことを知りました。今回山本哲士先生からいただいた執筆のお話は、今までの歯科治療の問題点を提起することができると思いました。私は私を歯学博士にしてくれた教授の言葉を今でも大切にしています。

歯医者に通院してくる患者さん全てが大切な人です。その大切な人の人生を左右する歯はすべての健康の要です。歯が丈夫な方は免疫力・再生力が非常に高くあります。歯が健康な人は食材を選びません。食材は人間の身体を作る材料です。しかし歯がない人は柔らかいものしか食べられません。食材が偏るということは身体を作る材料にも偏りができるということです。歯を失うことはすべての病気の入り口です。

僕は歯科医師として、そして歯学博士としてこの本を読んでくれた全ての方の歯の健康が永続的に続けば良いと思っております。

そして健康な人が多ければ多いほど社会が明るくなっていきます。そうなれば良いなと願っております。

坂井　秀夫（さかい ひでお）

昭和 40 年、横浜生れ。
横浜の西富岡小学校、富岡中学校に通う。
神奈川県立富岡高校卒業、神奈川歯科大学卒業。
平成 5 年 5 月に歯科医師免許取得。平成 7 年 3 月、東京医科歯科大学歯学部附属病院・歯科研修医修得。平成 11 年 3 月 東京医科歯科大学医歯学総合研究科、歯科総合診断学大学院　修了。
平成 11 年 4 月 東京医科歯科大学第二解剖学教室　助手就任。
平成 12 年 3 月 東京医科歯科大学第二解剖学教室　助手退職。
平成 14 年 4 月 坂井歯科医院を開業する。
平成 16 年 4 月 医療法人社団秀和会設立　理事長就任。
現在に至る。

特技：大型自動車、大型自動二輪免許、一級小型船舶免許
趣味：PC による映像作成、ロボット研究、料理、スキー、旅行、
　　ダイビング、登山

坂井歯科医院　http://sakai-dc.yokohama
〒 232-0025 神奈川県横浜市南区高砂町 3-33　2F
　tel.045-251-3351

知の新書 008

坂井秀夫
歯は人生を左右する
歯科医療の誤りを正す

発行日　2021 年 9 月 28 日　初版一刷発行
発行所　㈱文化科学高等研究院出版局
　　　　東京都港区高輪 4-10-31　品川 PR-530 号
　　　　郵便番号　108-0074
　　　　TEL 03-3580-7784　　FAX 03-5730-6084
ホームページ　ehescjapan.com
　　　　　　　https://bookehesc.base.shop

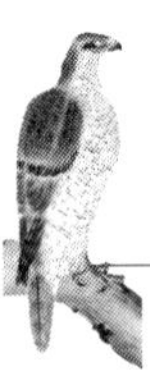

印刷・製本　　中央精版印刷

ISBN　978-4-910131-19-1
C1247　定価 1430 円